DES

DIFFORMITÉS DES ORTEILS

PAR

LE Dr E. LEGÉE

Interne en médecine et en chirurgie des hôpitaux et hospices de Paris,
Ancien interne de l'Hôtel-Dieu de Reims,
Lauréat de l'Ecole de médecine de Reims (2e prix 1859-60),
Médaille de bronze de l'Assistance publique,
Membre de la Société anatomique.

AVEC 20 FIGURES INTERCALÉES DANS LE TEXTE

PARIS

LEFRANÇOIS, LIBRAIRE-ÉDITEUR

RUE CASIMIR-DELAVIGNE, 9.

1869.

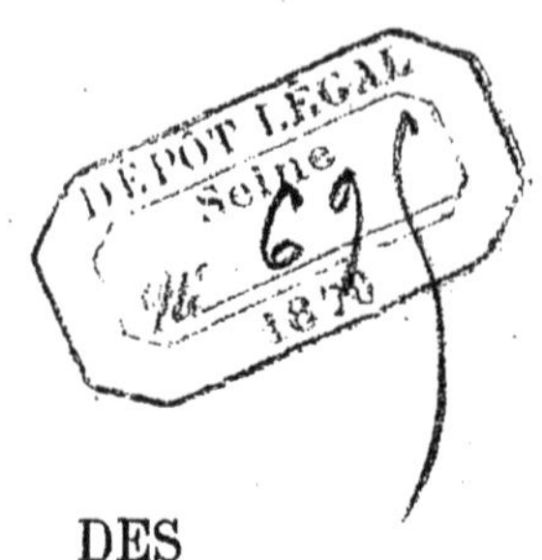

DES

DIFFORMITÉS DES ORTEILS

DES
DIFFORMITÉS DES ORTEILS

PAR

Le Dr E. LEGÉE

Interne en médecine et en chirurgie des hôpitaux et hospices de Paris,
Ancien interne de l'Hôtel-Dieu de Reims,
Lauréat de l'Ecole de médecine de Reims (2e prix 1859-60),
Médaille de bronze de l'Assistance publique,
Membre de la Société anatomique.

AVEC 20 FIGURES INTERCALÉES DANS LE TEXTE

PARIS

LEFRANÇOIS, LIBRAIRE-EDITEUR

9, RUE CASIMIR-DELAVIGNE, 9

1869

INTRODUCTION

Parmi les raisons multiples qui militent en faveur du sujet que nous avons choisi pour notre thèse inaugurale, il en est deux qui, à nos yeux, ont une réelle valeur.

La première, d'intérêt purement scientifique, nous est fournie par la considération suivante : il n'existe, dans l'état actuel de la science, aucun travail d'ensemble sur *les difformités des orteils*. Des matériaux épars, des observations nombreuses, disséminées dans divers mémoires originaux ou dans les recueils périodiques : tels sont les seuls documents que nous possédons sur ce point.

Il y avait donc là un sujet de recherches variées, une lacune importante de la pathologie chirurgicale à combler.

Une seconde raison, plus pratique que la précédente, nous a également guidé dans le choix de ce travail : c'est le silence de la plupart des auteurs classiques sur certaines difformités acquises des orteils ; nous voulons parler de celles qui sont produites par l'action des chaussures, et en particulier de *la déviation latérale externe du gros orteil*.

Les investigations multipliées auxquelles nous nous sommes livré, nous ont permis de réunir la plupart des faits publiés jusqu'à ce jour, et relatifs à la question dont nous nous occupons. Nous les avons coordonnés, groupés, puis classés, et, munis de ces précieux documents, nous nous sommes mis résolûment à l'œuvre.

Nous avons puisé aux meilleures sources, et les importants travaux d'Is. Geoffroy Saint-Hilaire, de MM. Cruveilhier, Broca, Verneuil, etc., auxquels nous avons fait de larges emprunts, nous ont été de la plus grande utilité. En nous rendant facile la tâche que nous nous étions imposée, ils nous ont permis de terminer ce travail.

Malgré les omissions et les imperfections qu'il peut renfermer, nous nous sommes efforcé, autant qu'il était en notre pouvoir, de soumettre à l'appréciation de nos juges, une monographie des difformités des orteils aussi complète que les travaux anciens ou récents le permettaient.

Avant d'entrer en matière, nous prions notre maître, M. le professeur Broca, d'agréer l'expression de notre vive reconnaissance, pour l'empressement avec lequel il a mis à notre disposition, les observations inédites et les dessins originaux, qu'il possédait sur ce sujet.

DES

DIFFORMITÉS DES ORTEILS

CLASSIFICATION. — PLAN DU SUJET.

Les difformités des orteils sont aussi nombreuses que variées ; les unes reconnaissent une origine embryonnaire ou intra-utérine, qu'il n'est pas facile de préciser, et les enfants les présentent à la naissance; les autres surviennent à une époque quelconque de la vie, sous l'influence de causes diverses.

De là deux grandes classes de difformités des orteils : A. *Les difformités congénitales* ou *vices de conformation* ; B. *Les difformités acquises.*

A. — *Des difformités congénitales.*

Avec la plupart des auteurs, nous diviserons les difformités congénitales des orteils en trois groupes :

1° Difformités par *excès ;*
2°   —   par *défaut ;*
3°   —   par *adhésion* ou par *continuité.*

Dans le premier groupe, nous étudierons successivement les deux espèces suivantes :

1° *Difformités par augmentation dans le nombre des orteils (polydactylie) ;*

2° *Difformités par augmentation dans le volume des orteils (mégalodactylie).*

Nous rejetons, jusqu'à preuve du contraire, bien qu'elles puissent exister, les difformités des orteils *par augmentation du nombre des phalanges.* Dans nos recherches, en effet, nous n'avons pu trouver aucun exemple de ce vice de conformation des orteils, et M. Fort, dans sa thèse de concours, 1869, sur les *difformités des doigts,* n'est parvenu à en réunir que deux seulement. L'un est dû à Columbus (1), l'autre a été présenté par M. P. Dubois, à l'Académie de médecine, en 1826.

Le second groupe comprendra les trois trois espèces ci-après :

3° *Difformités par diminution dans le nombre des orteils (ectrodactylie).*

4° *Difformités par diminution dans le nombre des phalanges (brachydactylie).*

5° *Difformités par diminution dans le volume des orteils (atrophie congénitale).*

Le troisième groupe ne renferme qu'une seule espèce, les :

6° *Difformités par continuité (syndactylie).*

Dans un chapitre spécial, intitulé *Considérations générales sur les difformités congénitales des orteils,* nous passerons en revue les diverses théories, les opinions plus ou moins ingénieuses, émises pour expliquer le mode de développement de ces singuliers vices de conformation, de ces *bizarreries* de la nature.

Enfin, dans un article distinct, nous dirons quelques mots de leur traitement.

B. — Des difformités acquises.

Dans cette seconde partie de notre travail, nous nous occuperons successivement des difformités suivantes :

(1) *De re Anatomica,* p. 485.

1° Difformités des orteils par *cicatrices vicieuses ;*
2°   —   —   par *rétraction des tendons ;*
3°   —   —   par *pression mécanique.*

Il est bien entendu que dans l'étude de ces diverses difformités, nous nous placerons surtout au point de vue chirurgical, et que nous passerons à peu près complétement sous silence toutes les déformations articulaires, de nature rhumatismale ou goutteuse.

La *déviation latérale externe du gros orteil,* qui rentre dans les difformités par pression mécanique, a été de notre part l'objet d'une attention toute spéciale. Les nombreuses variétés qu'elle présente, le mécanisme qui préside à sa formation, les lésions anatomiques qu'elle entraîne avec elle, les accidents parfois redoutables qui en sont la conséquence, ont été traités avec les plus grands détails et dans autant de chapitres particuliers.

DIFFORMITÉS DES ORTEILS.

Difformités par excès.... 1° Difformités par augmentation dans le nombre d'orteils.

— 2° Difformités par augmentation dans le volume des orteils.

Difformités par défaut... 3° Difformités par diminution dans le volume des orteils.

— 4° Difformités par diminution dans le nombre des phalanges.

— 5° Difformités par diminution dans le volume des orteils.

Difformités par adhésion.. Difformités par continuité.

B. — DIFFORMITÉS ACQUISES :

1° Difformités par *cicatrices vicieuses.*
2° Difformités par *rétraction des tendons.*
3° Difformités par *pression mécanique.*

PREMIÈRE PARTIE

A. — DIFFORMITÉS CONGÉNITALES.

1° Difformités par excès.

PREMIÈRE ESPECE.

1° DIFFORMITÉS DES ORTEILS PAR AUGMENTATION NUMÉRIQUE (*Polydactylie*) (1).

La polydactylie consiste dans l'augmentation du nombre des doigts ou des orteils. Il est d'ailleurs beaucoup plus fréquent de l'observer à la main qu'au pied. D'après Meckel, Chaussier et Adelon (2), on la rencontre plus souvent à deux ou quatre membres à la fois qu'à une seule extrémité.

Cependant il y a de nombreuses exceptions, et il arrive fréquemment aussi que la difformité n'existe, par exemple, qu'à un seul pied. On a vu même des cas où ce qui se trouvait en plus d'un côté était en moins de l'autre. Neumann, cité par Is. Geoffroy Saint-Hilaire (3), a rencontré cette disposition chez un fœtus affecté d'exomphale. Le pied gauche ne possédait qu'un seul orteil; le pied droit au contraire en présentait huit, dont le dernier semblait être double.

(1) De πολὺς, nombreux; δάκτυλος, doigt.
(2) Art. Monstruosités, Dict. des sciences méd.
(3) Is. Geoffroy Saint-Hilaire, Histoire générale et particulière des anomalies de l'organisation.

Mais, hâtons-nous de le dire, de tels faits ne s'observent guère que chez des sujets offrant d'autres vices de conformation.

La polydactylie est connue depuis longtemps. Les Romains donnaient le nom de *sexdigiti* aux individus qui avaient six doigts.

La Bible (1) fait mention d'un Philistin, remarquable par sa grande taille et par l'existence de six doigts à chaque pied et à chaque main, et qui fut tué par les Juifs sous le règne de David.

Du Courai (2), médecin à Beauvais, a vu un enfant nouveau-né ayant à chaque pied sept orteils bien formés. Les deux pouces étaient réunis, les autres doigts étaient séparés.

Samuel Cooper parle, dans ses Annales, d'un homme qui avait six orteils aux pieds et six doigts aux mains.

Maupertuis (3) donne l'histoire d'une famille de Berlin, sexdigitaire, dont le vice de conformation s'est transmis par les mères jusqu'à la quatrième génération.

Renou, cité par Is. Geoffroy Saint-Hilaire (4), a rencontré en Anjou plusieurs familles sexdigitaires, dont le vice de conformation avait été également transmis à plusieurs générations.

Platerus (5) parle, dans ses observations médicales, d'un enfant qui avait vingt-cinq doigts, six à chaque main, six au pied droit et sept au pied gauche.

Mlle Bihéron a déposé au musée Dupuytren (6) deux modèles en cire, représentant l'un un pied à huit orteils, et l'autre un pied sexdigitaire bien conformé.

(1) Livre des Rois, livre III, chap. 15.
(2) Journal des Savants, 1696.
(3) Maupertuis, Œuvres, t. II, p. 275.
(4) *Loc. cit.*
(5) *Felicis Plateri observationes*, lib. III.
(6) Arm 73, n°s 27 et 24.

Le Dr Saillard, de Besançon, cité par le Dr Fort (1), a eu l'occasion de rencontrer un cas de polydactylie. L'enfant qui a été soumis à son examen avait six doigts à chaque main et six orteils à chaque pied.

En 1865, M. Verneuil (2) présente, de la part de Pravaz, de Lyon, deux moules en plâtre représentant des mains qui ont chacune un doigt surnuméraire, et les pieds du même sujet avec six orteils.

La polydactylie, comme on le voit par les faits qui précèdent, se borne le plus souvent au sexdigitisme ; mais les exemples sont nombreux, qui prouvent qu'il peut y avoir plus de six orteils. En voici quelques-uns à l'appui de cette proposition :

OBSERVATION Ire. — Saviard, dans les *Observations de chirurgie*, cite un enfant nouveau-né, de l'Hôtel-Dieu de Paris, qui portait dix doigts à chaque main, et dix orteils à chaque pied.

OBS. II. — Rueff (3), chirurgien de Zurich, fait mention d'un enfant qui avait jusqu'à douze doigts à chaque main et douze orteils à chaque pied.

(Dans la figure jointe au récit, la multiplicité des doigts et des orteils paraît être due à une bifidité de la main et du pied.)

OBS. III. — Kerkring, cité par Is. Geoffroy-Saint-Hilaire (4), a décrit le squelette d'un enfant nouveau-né, qui avait sept doigts à chaque main, huit orteils au pied droit et jusqu'à neuf au pied gauche. Cet enfant, que Kerkring appelle *monstrum polydactylum*, est désigné par Morand (5) sous le nom de *monstre d'Amsterdam*. Il avait été noyé selon d'anciennes et cruelles coutumes, nées de la crainte qu'ont si longtemps inspirée les monstruosités.

OBS. IV. — Bartholin, dans les *Transactions de Copenhague*, parle d'un squelette sur lequel il a vu sept doigts à la main droite, six à la gauche et le pouce double ; huit orteils au pied droit, avec six métatarsiens ; neuf orteils et six métatarsiens au pied gauche.

(1) Fort, thèse de concours, 1869.
(2) Soc. chir., 1865.
(3) *De conceptu et generatione hominis*, lib. V, cap. 115.
(4) *Loc. cit.*
(5) Mem. de l'Acad. des scienc., 1770.

OBS. V. — Voight (1) cite le cas d'un enfant qui avait treize doigts à chaque main et douze orteils à chaque pied.

OBS. VI. — Morand (2) a fait voir à l'Académie des sciences, en 1770, un pied ayant huit orteils. Le deuxième n'avait que deux phalanges, qui étaient beaucoup plus petites que celles des autres doigts. (Fig. 1.)

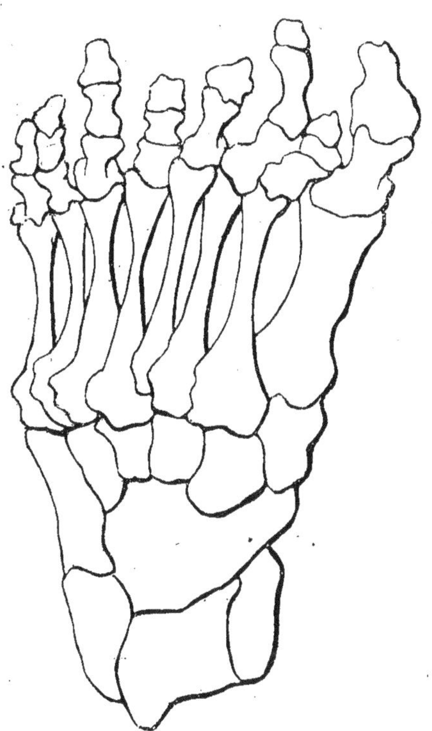

Fig. 1. — Squelette du pied gauche d'un polydactyle, d'après un dessin de Morand.

En analysant ce dessin, on reconnaît qu'il existe cinq cunéiformes, s'articulant avec les six premiers métatarsiens.

(1) Dict. de chirurgie, Paris. T. I.
(2) Loc. cit.

Le cuboïde, très-volumineux, supporte les deux autres.
Le quatrième métatarsien est grêle et enclavé par son extrémité postérieure, entre le troisième et le cinquième ; il
ne paraît pas s'articuler avec le quatrième cunéiforme. Il
résulte de là que chacun des six premiers métatarsiens,
sauf le quatrième, est en rapport avec le cunéiforme correspondant.

Le scaphoïde est prodigieusement développé ; sa facette
antérieure répond aux facettes postérieures des cinq cunéiformes.

On pourrait, avec Is. Geoffroy Saint-Hilaire, admettre
trois variétés dans les anomalies par augmentation du
nombre des orteils : 1.º celles qui résultent de *la prolonga-
tion de la série* par un ou plusieurs orteils surnuméraires,
placés à la suite des doigts normaux ou intercalés entre
eux ; 2º celles qui consistent dans une *duplication* du gros
orteil ; 3º enfin, celles qui s'accompagnent d'une *bifurcation* plus ou moins profonde du pied.

D'ailleurs, dans l'état actuel de la science, il nous serait
impossible d'entreprendre un travail de ce genre. Non-seulement il y a pénurie extrême d'observations, mais encore
la plupart de celles qui sont rapportées par les différents
auteurs sont tout à fait incomplètes et manquent des détails les plus importants.

C'est ainsi qu'il n'y a pas un exemple bien authentique
de polydactylie résultant d'une bifurcation du pied. Cette
variété, qui s'observe surtout chez les mammifères à sabot,
ne se rencontre pas dans l'espèce humaine. Is. Geoffroy
Saint-Hilaire, dont l'autorité est si grande en pareille matière, n'en connaît pas un seul cas bien constaté chez
l'homme.

L'enfant pourvu de douze doigts à chaque main et de
douze orteils à chaque pied, et cité par Rueff (1), est à peu

(1) Voy. obs. II, p. 13.

près le seul sujet qui semble offrir cette variété. Il ne nous est d'ailleurs connu que par une observation consignée dans un ouvrage ancien et dénué de toute authenticité.

Quant aux cas de bifidité du gros orteil, ils sont également très-rares. Dans les nombreuses recherches que nous avons faites à cet égard, nous ne sommes parvenu à recueillir que quelques observations. Et encore, parmi ces dernières, n'y en a-t-il qu'une qui ait vraiment une importance réelle. Elle est due à M. Broca, professeur de la Faculté. Nous la reproduirons *in extenso* dans le cours de ce travail, car elle constitue à elle seule toute l'histoire de la polydactylie du pied, avec bifurcation du gros orteil.

Pour les raisons que nous venons d'énumérer, voici la marche que nous suivrons dans l'étude de la polydactylie.

Dans un premier article, nous traiterons le plus complétement qu'il nous sera possible de la variété dans laquelle les orteils surnuméraires prolongent la série normale.

Dans un second et dernier, nous nous contenterons de placer sous les yeux du lecteur les observations de bifidité du gros orteil. Nous exposerons ainsi l'état actuel de la science sur cette variété de polydactylie du pied.

ART. 1ᵉʳ. — *Orteils surnuméraires qui prolongent la série normale.*

Cette difformité est assez commune dans l'espèce humaine. L'orteil ou les orteils surnuméraires sont placés à la suite des doigts normaux, ou, ce qui est plus rare, intercalés entre eux, et leur ressemblent presque toujours par leur disposition, leur forme et leurs proportions : aussi le pied paraît-il, au premier aspect, ne rien présenter d'extraordinaire.

Il est même nécessaire de compter les orteils pour reconnaître qu'il y en a un de plus.

Il résulte de là que la série anomale ne diffère de la série normale que par le nombre des orteils qui la composent; le pied, d'ailleurs, paraît bien conformé, il est seulement un peu plus large qu'à l'état normal.

C'est ce qu'il est permis de constater dans la figure ci-dessous et dans les observations qui suivent.

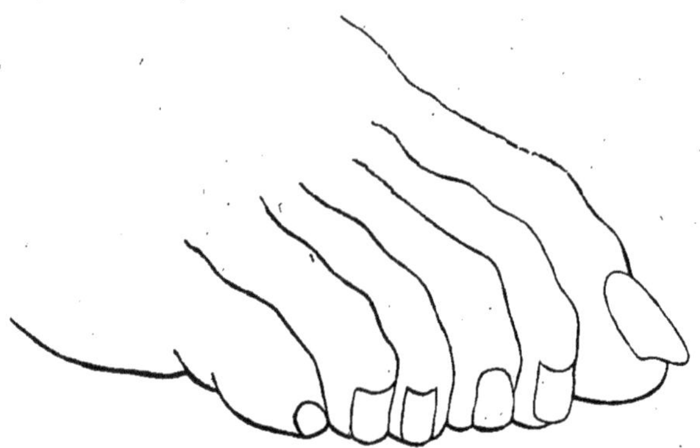

Fig. 2. — Pied sexdigitaire, d'après un dessin de Morand.

Obs. VII. — Winslow (1) présente à l'Académie des sciences un enfant du Dauphiné qui avait six doigts à chaque main et six orteils à chaque pied.

La main gauche a un os métacarpien surnuméraire. La droite n'en a pas, et les deux derniers doigts répondent au dernier métacarpien, dont la tête porte deux facettes articulaires.

Les pieds, qui ont chacun six métatarsiens, ne sont pas difformes; ils paraissent seulement un peu plus larges qu'à l'état ordinaire. Encore faut-il y regarder de près.

Obs. VIII. — Morand (2) a présenté également, en 1754, à l'Académie des sciences, un jeune homme, âgé de 18 ans, et qui portait six doigts à chaque main et six orteils à chaque pied.

Gérard, son père, était né bien conformé, ainsi que sa mère. Ils ont eu huit enfants, dont deux mâles sont nés sexdigitaires. Le cadet n'a vécu que 15 jours, l'aîné est le jeune homme qui fait le sujet de cette observation. (Fig. 2.)

(1) Mém. de l'Acad. des sc., 1743.
(2) *Loc. cit.*

Les pieds sont très-bien conformés, ils ne présentent aucune difformité, et la seule différence qui existe entre eux et un pied normal, c'est qu'ils sont un peu plus larges qu'à l'état ordinaire.

Il y a au tarse un cunéiforme surnuméraire. Le cuboïde est très-large; il s'articule avec les métatarsiens des deux derniers orteils. Celui du sixième orteil est plus fort, plus épais que celui du cinquième.

La disposition des muscles est la même aux deux pieds. Le long extenseur des orteils donne un tendon propre au doigt surnuméraire, mais le court extenseur ne lui en fournit pas. Le long fléchisseur commun envoie ses tendons comme à l'ordinaire, et n'en donne pas au sixième orteil. Le court fléchisseur a ses quatre tendons habituels et un de plus pour le sixième doigt.

Les muscles de la région plantaire externe s'insèrent sur ce dernier et non sur le cinquième. Le nombre des interosseux est normal.

Il n'y a que deux lombricaux, l'un pour le deuxième orteil et l'autre pour le quatrième.

Les mains ont chacune un doigt surnuméraire. A gauche il y a un métacarpien en plus, particularité qui ne se retrouve pas à droite, où d'ailleurs le sixième doigt est beaucoup plus petit et plus court. Les phalanges, au nombre de trois, sont rudimentaires.

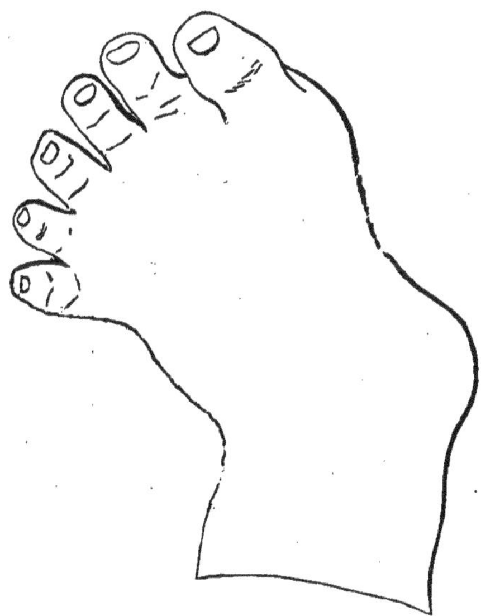

Fig. 3. — Pied gauche d'un polydactyle. (Dessin emprunté à Otto, de Breslau.)

Obs. IX. — Otto (1) donne le dessin du pied gauche d'un individu sex-digitaire. Le sixième orteil est placé en dehors du cinquième.

Le pied n'est pas déformé, il est seulement un peu plus large qu'à l'état normal. Il y a également un métatarsien surnuméraire.

Celui-ci ne s'articule pas par une facette spéciale avec le cuboïde ; il est soudé au cinquième métatarsien par son extrémité postérieure.

L'orteil surnuméraire a trois phalanges. La dernière porte un ongle qui ne diffère nullement de celui des autres orteils. (Fig. 3.)

Obs. X. — Otto (2) rapporte encore un autre exemple de sexdigitisme ob-servé chez une jeune fille. Celle-ci avait six doigts à chaque main et six or-teils à chaque pied. Les pieds sont très-bien conformés et les orteils qui les composent sont régulièrement placés les uns à côté des autres. Il n'y a pas de différence de proportion entre eux. Les orteils surnuméraires possèdent chacun un métatarsien distinct. Ils reçoivent comme les autres un tendon des muscles extenseur et fléchisseur communs. Ils possèdent également deux artères et deux nerfs.

Dans les faits qui précèdent, le sixième orteil prolonge la série normale ; il est tout à fait semblable aux autres, dont il a aussi l'organisation. Au point de vue du traite-ment, il est important de distinguer ces faits, où toute tentative chirurgicale serait dangereuse, sinon blâmable. En effet, dans de telles conditions, loin d'être nuisible, l'orteil surnuméraire ne fait qu'ajouter à la solidité de la station et de la progression.

Mais il n'en est pas toujours ainsi, et, dans quelques cas, à la vérité très-rares, le sixième orteil est placé indis-tinctement au milieu des autres ; de plus, sa direction est anormale, et il occupe généralement un plan supérieur à celui des orteils voisins. Aussi le pied a-t-il perdu cet aspect régulier qui masque la difformité à l'œil non pré-venu, et que nous avons signalé précédemment.

Nous n'avons pu réunir que deux observations où l'in-tercalation de l'orteil surnuméraire ait été nettement in-diquée ; les voici :

(1) *Monstrorum anatom.*; Breslau, 1841.
(2) *Loc. cit.*

Oʙs. XI. — *Polydactylie et syndactylie*, chez un vigneron de 44 ans, signalées par le Dʳ Grandclément à la Société des sciences médicales de Gannat (1).

Le pied droit a six orteils, le surnuméraire est entre le petit orteil et le suivant sur un plan plus élevé.

Le pied gauche portait aussi six orteils, le surnuméraire est placé comme à droite, mais occupe un plan plus inférieur.

Les mains ont chacune sept doigts ; il y a six métacarpiens à droite et cinq seulement à gauche.

L'homme chez lequel on a remarqué ces anomalies n'a pas le goître, mais, selon l'auteur, il présentait tout le facies d'un individu que le crétinisme aurait touché ; il a pu apprendre à lire et à cultiver la vigne.

Oʙs. XII. — M. Voisin (2) rapporte le fait suivant : Dartijas a douze enfants, dont neuf garçons et trois filles. Louis a un orteil surnuméraire au pied gauche, entre le quatrième et le cinquième métatarsien. Cet orteil a deux phalanges et paraît n'adhérer au reste du squelette que par des ligaments. Pierre a six orteils à chaque pied. Le dernier est adhérent dans toute sa longueur au petit orteil ; tous deux sont d'égale longueur.

Lorsque l'orteil ou les orteils surnuméraires prolongent la série normale, le squelette du pied est régulier, c'est-à-dire qu'il y a un métatarsien et trois phalanges pour chaque doigt. En outre, il existe un ou deux os de plus au tarse. Généralement l'augmentation porte sur les cunéiformes, dont le nombre peut aller jusqu'à cinq, comme on le voit sur le dessin qui accompagne l'observation de Morand (3) et sur une pièce du professeur Lassus, déposée au musée Dupuytren (4).

Il s'agit du squelette d'un pied présentant huit orteils et huit métatarsiens. Comme à l'état normal, les trois premiers os du métatarse s'articulent avec les trois premiers cunéiformes et les deux derniers avec le cuboïde ; mais

(1) Gaz. des hôp., 1861.
(2) Gaz. méd., 1852.
(3) Voy. obs. VI, p. 14.
(4) Arm. 73, nº 26.

entre ce dernier et le troisième cunéiforme il existe deux cunéiformes surnuméraires, qui répondent aux cinquième et sixième métacarpiens.

Un seul métatarsien, le quatrième, n'arrive pas au tarse ; il s'articule par son extrémité postérieure avec les deux métatarsiens voisins ; il est d'ailleurs très-grêle et plus court que les deux autres.

Le pied a donc un cuboïde, cinq cunéiformes, huit métatarsiens et huit orteils (1).

En d'autres circonstances, le cinquième et le sixième métatarsien sont soudés à leur base. Morand (2) a figuré à la fin de son mémoire un pied sexdigitaire, où l'on voit les deux derniers os du métatarse réunis à leur base : celle-ci, plus large que l'extrémité postérieure du cinquième métatarsien à l'état normal, s'articule avec un cuboïde plus volumineux que de coutume.

Dans un grand nombre de cas, le doigt surnuméraire n'a pas de métatarsien qui lui soit propre, et les deux derniers orteils s'articulent avec le même os.

Celui-ci présente alors quelques particularités anatomiques à noter. La tête est généralement très-volumineuse et porte deux facettes articulaires au lieu d'une seule, comme à l'état normal. La facette la plus externe regarde presque directement en dehors.

Le Dr Bauzon (3) a rapporté un cas de polydactylie aux pieds et aux mains, où ces faits se trouvent consignés avec beaucoup de soin.

Obs. XIII. — Il s'agit d'un nouveau-né. L'orteil surnuméraire qu'offrent les pieds avait une conformation tout à fait normale et semblable en tous points à celle de ses voisins. Il n'y avait pas de sixième métatarsien, mais

(1) Le dessin qui se trouve à la fin de l'ouvrage de Morand (Mém. de l'Ac. des sc., 1770) nous paraît se rapporter en tous points à la pièce du Musée Dupuytren, déposée par Lassus.

(2) *Loc. cit.*

(3) Gaz. des hôp., 1865.

la tête du cinquième, plus large que d'ordinaire, portait deux facettes articulaires, correspondant l'une au cinquième orteil et l'autre au sixième.

La désarticulation fut faite six semaines après la naissance, et fut suivie d'un entier succès.

Les orteils surnuméraires avaient, selon la remarque de l'auteur, participé au développement général du corps.

Les mains avaient chacune un doigt surnuméraire, inséré sur le cinquième métacarpien à l'aide d'un pédicule assez étroit.

Quelquefois, l'orteil surnuméraire, situé sur le bord externe du pied, est soudé par sa phalange au cinquième métatarsien avec lequel elle fait corps.

M. Verneuil (1) a rencontré cette disposition chez un jeune enfant qu'il a vu à la campagne.

Obs. XIV.—Le sujet dont il est question avait un doigt surnuméraire à chaque main, et un orteil surnuméraire à chaque pied. Les six doigts n'étaient point gênants; il n'en était pas de même des orteils. Situés sur le bord externe du pied et s'en détachant à angle droit, ils gênaient beaucoup l'enfant qui ne pouvait que difficilement faire usage des chaussures ordinaires.

L'un des orteils était réuni au cinquième métatarsien par une articulation complète, l'autre se continuait sans ligne de démarcation avec l'os qui lui servait de support.

D'un côté, la désarticulation fut facile; de l'autre, il divisa la phalange avec une pince de Liston, tout près de son insertion.

Après avoir vu quelle était la disposition du squelette dans un pied polydactyle, il est utile maintenant de jeter un coup d'œil sur l'état des parties molles, telles que muscles, vaisseaux et nerfs.

Ce point de la polydactylie du pied a été généralement négligé, et la plupart des observations d'orteils surnuméraires restent muettes à cet égard. Le plus souvent les auteurs se contentent de constater le fait de la difformité et ne disent rien de plus. Pas un seul détail anatomique.

(1) Soc. chir., 29 nov. 1865.

Dans les recherches multipliées que nous avons entreprises à cet égard, nous n'avons pu réunir que deux observations, où l'anatomie des parties ait été indiquée avec soin.

La première est due à Morand (1); la seconde a été, en 1849, à la Société anatomique, l'objet d'une communication importante de la part de M. Broca. Mais elle a trait à l'anomalie résultant d'une bifidité du gros orteil. Aussi n'en parlerons-nous que lorsque nous nous occuperons de cette variété de polydactylie.

Quoi qu'il en soit, c'est en nous aidant de ces rares mais précieux documents et en empruntant beaucoup à l'ouvrage d'Is. Geoffroy Saint-Hilaire, que nous allons aborder cette partie de notre travail.

Dans les cas de sexdigitisme régulier, la disposition des muscles, des vaisseaux et des nerfs ne présente en général que peu de modifications.

L'orteil surnuméraire reçoit, comme les autres, un tendon de chacun des muscles extenseur et fléchisseur communs, qui se divisent par conséquent en cinq tendons. Le cinquième se rend au sixième orteil ; il n'est, le plus souvent, que le résultat de la bifurcation de celui qui va à l'orteil précédent.

Quelquefois l'extenseur commun des orteils est le seul qui envoie une division au sixième doigt, le fléchisseur commun ne lui en fournit pas. C'est précisément ce qu'on a pu remarquer sur les pieds qui font l'objet de l'observation de Morand (2).

Dans d'autres cas, les muscles extenseur et fléchisseur communs ont chacun leurs quatre tendons normaux ; les trois premiers se rendent aux deuxième, troisième et quatrième orteils, et le dernier au sixième.

Le cinquième orteil n'en reçoit aucun.

(1) Voy. obs. VIII, p. 17.
(2) Voy. obs. VIII, p. 17.

Lorsque cette disposition existe, les muscles de la région plantaire externe, qui normalement s'insèrent sur le cinquième orteil, prennent généralement leurs attaches fixes sur le sixième.

Le court fléchisseur et plus rarement le muscle pédieux offrent aussi des anomalies identiques. Dans l'observation de Morand, le court fléchisseur se divisait en cinq faisçeaux tendineux pour les cinq derniers orteils.

En outre, comme il y a nécessairement un espace intermétatarsien de plus, il est comblé par deux muscles interosseux. Le nombre de ces derniers se trouve donc augmenté de deux.

Is. Geoffroy Saint-Hilaire (1) dit avoir rencontré dans quelques cas un cinquième lombrical.

Cependant Morand, chez le sujet qu'il a disséqué, n'a vu que deux lombricaux au lieu de quatre, chiffre normal.

Telle est la disposition des parties molles et des parties dures dans les orteils surnuméraires, prolongeant la série normale, et qui ne diffèrent nullement des autres quant à la forme du moins. Mais il est loin d'en être toujours ainsi, et dans grand nombre de cas l'orteil surnuméraire n'a ni les proportions, ni l'organisation de ses voisins.

Placé tantôt en dehors, sur le côté externe du cinquième métatarsien, tantôt en dedans, sur le côté interne du premier, il est généralement plus court que les autres.

Cette brièveté reconnaît le plus souvent pour cause l'absence d'une ou de deux phalanges. Quelquefois le nombre de celles-ci est normal ; dans ce cas alors elles sont rudimentaires.

S'il existe deux ou plusieurs orteils surnuméraires, les irrégularités sont encore plus grandes et plus nombreuses. Le plus souvent les orteils sont mal proportionnés entre eux ; quelques-uns sont incomplets ; d'autres, soudés par

____

(1) *Loc. cit.*

un repli cutané, montrent la polydactylie unie à la syndactylie.

Leur système vasculo-nerveux, et surtout leurs muscles présentent de notables imperfections. Les uns ne reçoivent aucun tendon, et leurs phalanges avortées ne sont susceptibles d'aucun mouvement volontaire.

Les autres, plus imparfaits encore, n'ont pas même de squelette et ne se montrent que sous l'aspect de petits appendices cutanés, constitués exclusivement par de la graisse et quelques vaisseaux. Fixés aux téguments voisins par un pédicule plus ou moins étroit, ils sont flottants et possèdent un ongle rudimentaire.

A l'appui de ce que nous venons d'avancer, nous plaçons sous les yeux de nos lecteurs les observations que nous avons trouvées, et dans lesquelles se rencontrent les diverses particularités dont nous avons parlé.

Obs. XV. — Béchet (1) a vu, au cours d'accouchements de Maygrier, un enfant qui avait six orteils au pied gauche.

A la main du même côté on remarquait un tubercule de la grosseur d'une petite noix et tout à fait semblable à une pomme de terre. Il était attaché à la main par un pédicule mince et long de 4 à 5 lignes. Incisé après avoir été détaché, il contenait un liquide épais et blanchâtre, ressemblant à une forte solution de gomme.

L'orteil surnuméraire était situé à la partie externe du pied; il était beaucoup plus petit que les autres et retenu seulement par la peau. Il n'y avait pas pour lui de métatarsien distinct.

La main et le pied droit ne présentaient rien de particulier.

Obs. XVI. — M. le Dr Guéniot, cité par le Dr Fort (2), a observé à l'hôpital des Cliniques un cas de polydactylie.

La nommée B..., âgée de 30 ans, accouche, le 27 juin 1863, d'un enfant portant six doigts à chaque extrémité et qui meurt vingt-quatre heures après sa naissance.

Sur chaque main et sur chaque pied on trouve les cinq doigts normaux, mais sur le côté interne de l'articulation métacarpo-phalangienne du cinquième orteil, il existe un appendice cutané, de 12 millimètres de long et de 5 millimètres de large. Près de l'extrémité libre, chacun de ces appen-

(1) Essai sur les monstres humains; Paris, 1829.
(2) *Loc. cit.*

1869. — Legée.   3

dices adhère au point indiqué par un pédicule, de la grosseur d'un fil de 3 millimètres de longueur. La peau sur laquelle s'insère ce pédicule est normale, régulièrement tendue et forme une légère éminence conoïde.

L'un de ces pédicules s'est rompu accidentellement au pied droit, car il reste encore un vestige de filament. On n'a rien constaté du côté de l'hérédité.

A l'autopsie, on trouve de l'atélectasie pulmonaire. Quoique l'enfant ait été entourée de ouate et de boules d'eau chaude pendant la vie, les doigts surnuméraires étaient desséchés, momifiés. Les orteils surnuméraires n'étaient pas racornis. Du reste, il y avait des vaisseaux apparents dans le pédicule.

Nous devons à l'obligeance de notre collègue et ami, M. Liouville, interne des hôpitaux, le fait suivant :

Obs. XVII. — Il s'agit d'une femme de 23 ans, entrée à l'hôpital de la Salpêtrière, en 1868, et placée dans le service de M. Vulpian, salle Saint-Jean, n° 1.

Le pied gauche de cette malade présente un doigt surnuméraire, situé à la partie moyenne de la face externe du cinquième orteil. On peut lui imprimer quelques mouvements, mais il n'obéit pas à la volonté de la malade, qui ne peut en aucune façon le mouvoir. Il ne reçoit donc pas de tendon. On n'a pas noté si par le toucher on sentait des phalanges ou non.

L'orteil surnuméraire, ramassé sur lui-même, est plus court que les autres; il est fixé au cinquième orteil par un pédicule assez volumineux, mais peu résistant. Il n'y a pas cependant sur les téguments de ligne de démarcation, qui sépare cet appendice de l'orteil normal. Son extrémité libre porte un ongle rudimentaire.

Par sa présence, et lorsque la malade marche avec des chaussures un peu étroites, il rend la progression difficile et très-douloureuse.

Le pied droit n'offre rien de semblable. On n'a pas constaté d'autres anomalies sur le corps.

La polydactylie se rencontre le plus souvent chez des individus d'ailleurs bien conformés.

Cependant, d'après M. Is. Geoffroy Saint-Hilaire, elle coïnciderait quelquefois avec d'autres vices de conformation ou avec des monstruosités, par exemple avec la *cyclopie*, ou d'autres anomalies graves de la face, résultant d'un arrêt de développement.

Enfin, pour ne rien omettre, bien que ces faits ne rentrent pas dans notre sujet, nous dirons que chez certains monstres, rangés par Is. Geoffroy Saint-Hilaire dans le genre des *Syméliens*, les deux membres inférieurs sont unis en un seul, et le pied unique, qui termine l'extrémité abdominale, porte dix, neuf, huit ou sept orteils.

Dans quelques cas, l'adhésion est superficielle, et la duplicité du pied est indiquée par un sillon médian, longitudinal, s'étendant sur la face plantaire, depuis le métatarse jusqu'à l'extrémité du pied, où il se termine par une échancrure plus ou moins profonde.

En d'autres circonstances, la fusion est plus intime, et il y a même disparition de quelques-unes des parties constituantes des membres

Dans un cas de monopodie, observé par M. Cruveilhier et communiqué par lui, en 1827, à la Société anatomique, les deux fémurs étaient soudés dans leur tiers inférieur ; les péronés, réunis entre eux, constituaient à la jambe un os médian, sur les côtés duquel se trouvaient les tibias. Les pieds sont soudés par leur bord externe. Il y a neuf orteils.

Dans la plupart des faits de monopodie, la disposition du pied est assez curieuse. Celui-ci ne fait jamais un angle droit avec la jambe, mais un angle obtus. Quelquefois même l'axe du pied se continue directement avec celui de la jambe.

Art. II. — De la bifidité du gros orteil.

La bifidité du pouce est infiniment plus rare au pied qu'à la main. Dans l'état actuel de la science, il est impossible de faire l'histoire de cette variété de polydactylie.

Aussi nous contenterons-nous de placer sous les yeux du lecteur, les faits que nous avons recueillis et qui sont d'ailleurs en petit nombre.

Obs. XVIII. — Du Courai (1), médecin à Beauvais, raconte qu'une femme mit au monde un enfant ayant à chaque pied sept orteils bien formés, dont deux pouces joints ensemble et les autres doigts séparés. Il avait aussi sept doigts à la main gauche, dont les deux derniers étaient réunis. Enfin il portait huit doigts à la main droite, dont le second et le troisième étaient soudés.

La tête était monstrueuse en grosseur.

Obs. XIX. — Valleriola (2) rapporte qu'on voyait à Arles, en 1561, un jeune homme, âgé de 15 ans, qui avait six doigts à chaque main et sept à chaque pied, dont le pouce était double.

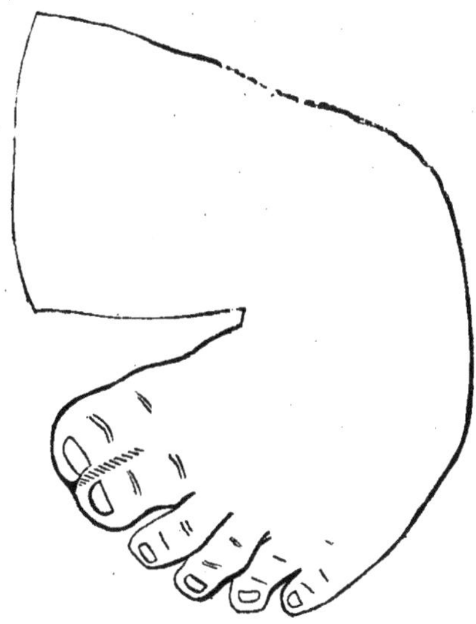

Fig. 4. — Bifidité du gros orteil avec syndactylie, d'après un dessin emprunté à Otto.

Obs. XX. — Otto (3), dans son Traité des monstres, parle d'un fœtus sexdigitaire, chez lequel la main droite offrait six doigts. Le sixième ne différait nullement des autres. Il avait comme eux son métacarpien et recevait aussi un tendon de chacun des muscles extenseur et fléchisseur.

La main gauche était normale. Les pieds, atteints en même temps d'un pied bot varus, avaient tous les deux six orteils. La difformité portait sur le gros orteil qui était double. Il n'y avait que cinq métatarsiens. Le premier offrait à son extrémité antérieure deux facettes articulaires pour les deux gros orteils. Ceux-ci étaient d'ailleurs soudés par les téguments dans toute leur longueur. (Fig. 4).

(1) Journal des savants, 1696.
(2) *Obs. méd.*, lib. IV.
(3) *Loc. cit.*

Guersant (1) a eu l'occasion de voir des gros orteils surnuméraires, disposés sous forme de fourche, mais il n'a publié aucune observation.

Obs. XXI. — M. Broca (2) présente un enfant qui était depuis huit jours à l'École pratique, et sur lequel il n'a pu recueillir aucun renseignement.

Il a six orteils à chaque pieds, six doigts à la main droite et cinq à la gauche. Les quatrième et cinquième doigts de la main droite sont palmés.

Le pied droit et le pied gauche sont entièrement semblables; il suffira, pour les deux, d'une seule description.

L'orteil qui semble surnuméraire est situé en dedans des autres, il est formé de deux phalanges et est constitué, par conséquent, sur le type du gros orteil; à côté et en dehors de lui se trouve un autre orteil qui n'a que deux phalanges; les quatre orteils externes en possèdent chacun trois.

L'anomalie consiste donc dans l'existence de deux gros orteils juxta-posés; nous les désignerons sous les noms de gros orteil externe et de gros orteil interne.

Les deux gros orteils viennent aboutir à un métatarsien unique. L'externe est articulé par énarthrose avec l'extrémité antérieure de la tête métatarsienne, tandis que l'interne est uni à la face interne de cette tête par arthrodie.

Tel est l'état du squelette; passons aux parties molles. Il existe rigoureusement sur ce pied le même nombre de muscles, d'artères, de nerfs, qu'à l'état normal; rien de plus, rien de moins. Chacun des quatre derniers orteils reçoit ce qui lui revient. Quant aux éléments qui appartiennent ordinairement au gros orteil, ils sont simplement partagés entre les deux orteils internes.

Des sept muscles que possède le gros orteil normal, deux s'insèrent sur le gros orteil interne: ce sont l'adducteur et le court fléchisseur. Les cinq autres se rendent au gros orteil externe.

On a trouvé quatre nerfs collatéraux. Les deux internes se distribuaient à l'orteil interne; les deux externes se perdaient dans l'orteil externe.

Par conséquent, tous les éléments qui aboutissent, à l'état normal, au côté interne du gros orteil, sont ici dévolus au gros orteil interne, et tous ceux qui sont destinés ordinairement au côté externe et à la partie médiane du gros orteil, appartiennent sur ce sujet au gros orteil externe.

En résumé, la duplication n'est qu'apparente; elle n'existe donc réellement pas.

(1) Notice sur la chirurgie des enfants, 1864-1867.
(2) Société anatomique, 1849.

DEUXIEME ESPECE

2° DIFFORMITÉS DES ORTEILS PAR AUGMENTATION DE VOLUME
(hypertrophie congénitale ; mégalodactylie) (1).

L'hypertrophie congénitale a été rarement observée. Elle paraît moins fréquente que celle des doigts, puisque M. Fort (2) a pu réunir 14 cas de cette dernière. Quant à nous, le peu de faits que nous avons réunis nous forcera d'être bref sur cette partie de notre sujet.

Nous dirons seulement, comme du reste on pourra s'en assurer dans les observations suivantes, que l'hypertrophie peut porter soit sur un ou plusieurs orteils, soit sur tous à la fois. Il y a donc une hypertrophie partielle et une hypertrophie générale. Dans le premier cas, le gros orteil est bien plus fréquemment atteint que les autres doigts. Dans le second, l'hypertrophie ne se montre pas seulement sur les orteils, mais encore sur le membre correspondant, et quelquefois elle s'étend même à toute une moitié du corps.

Jusqu'à présent, du moins dans les cas qui sont à notre disposition, la mégalodactylie des orteils n'a été observée que sur des sujets du sexe masculin.

Généralement elle n'est pas accompagnée d'un autre vice de conformation ; cependant, à la main, dans les 14 cas réunis par M. Fort, elle a coïncidé dans un seul avec une syndactylie partielle.

L'hypertrophie ne porte parfois que sur le dermé et les couches sous-jacentes, et respecte le squelette ; mais, il faut bien le dire, le plus souvent elle frappe à la fois tous les éléments constituants des orteils.

Quoi qu'il en soit, nous allons donner les résultats des

(1) De μέγας, grand ; δάκτυλος, doigt.
(2) *Loc. cit.*

recherches auxquelles nous nous sommes livré, touchant
ce vice de conformation. M. Broca a eu l'occasion de rencontrer trois fois l'hypertrophie congénitale du gros orteil.
L'anomalie qui existait sur les deux pieds et sur les individus du sexe masculin, constituait une prédisposition évidente à la déviation latérale du gros orteil, sur laquelle
nous nous appesantirons dans la seconde partie de notre
thèse. En effet, dans deux des cas observés par l'auteur,
cet orteil, fortement renversé en dehors, était placé transversalement au-dessous des autres, et son extrémité unguéale atteignait le bord externe du cinquième orteil.

Dans un autre cas, le gros orteil semblait appartenir à
un corps de géant et par la longueur qui dépassait de 2 à 4
centimètres celle des orteils suivants, et par les autres dimensions.

Obs. XXII. — M. Broca (1) a constaté chez un sujet masculin, à l'École
pratique, un développement énorme du gros orteil Celui-ci était fléchi en
dehors et passait par-dessous les trois orteils suivants, lesquls étaient fortement rejetés en arrière. La dissection a montré qu'ils étaient réellement
luxés.

Huit jours après, l'auteur a retrouvé cette même difformité chez un autre cadavre, avec cette différence que la
déviation latérale du gros orteil était encore plus prononcée. La longueur de celui-ci était telle que son extrê-
mité unguéale touchait celle du cinquième orteil. (Fig. V).

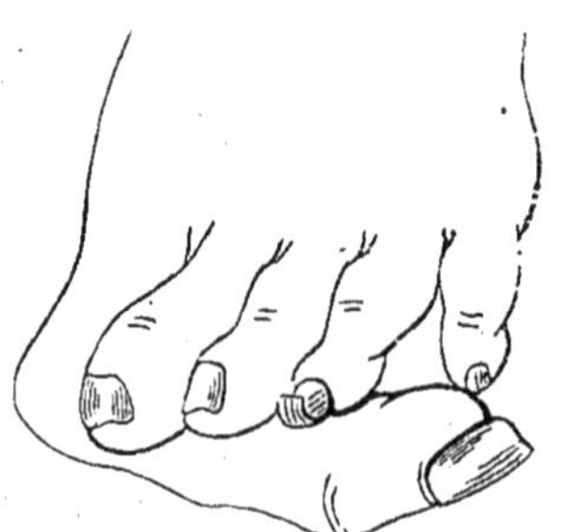

Fig. V. — Hypertrophie congénitale du gros orteil. — Déviation latérale
externe consécutive.

(1) Soc. anat., 1852.

Obs. XXIII. — En 1852, M. Broca (1) a observé encore un cas d'hypertrophie congénitale du gros orteil. Il s'agit d'un homme de 35 ans environ, apporté dans un des pavillons de l'École pratique, grand, fort et très-bien développé.

1° *Pied gauche.* Le gros orteil déborde le deuxième de toute la longueur de sa phalange unguéale, qui est énorme. Sa forme, du reste, est très-régulière. Son articulation métatarso-phalangienne offre en dedans une mobilité extrême, qui permet de l'incliner dans ce sens d'environ 45°. On ne peut le porter en dehors.

2° *Pied droit.* Le gros orteil présente une hypertrophie peu considérable. Il est légèrement incliné en dehors, mais cette déviation ne paraît pas due à une pression latérale, car cet orteil ne touche pas le deuxième. La mobilité de l'articulation métatarso-phalangienne n'est ni augmentée ni diminuée.

Le squelette et le moule du pied de cet homme ont été déposés par l'auteur au musée Dupuytren (2).

Obs. XXIV. — M. Nélaton a envoyé au même musée (3) un pied, inscrit sous le n° 435, et sur lequel se voit une hypertrophie considérable des deux premiers orteils du côté droit.

Obs. XXV. — *Hypertrophie congénitale des deux membres droits. Taches sanguines, multiples, variées.* — M. Chassaignac (4) présente un malade entré dans son service pour un abcès ganglionnaire de cause scrofuleuse.

Les deux membres du côté gauche sont ceux d'un individu de taille ordinaire ; ceux du côté droit paraissent appartenir à un géant. Les diverses parties sont inégalement hypertrophiées ; la main l'est plus que le bras et l'avant-bras ; sa moitié externe l'est plus que sa moitié interne. Le pouce, l'index et le médius, sont relativement beaucoup plus longs et beaucoup plus volumineux que les deux derniers doigts.

Le pied est plus hypertrophié que la cuisse et la jambe ; le gros orteil, énorme, est relativement moins développé que les quatre derniers doigts.

Les membres hypertrophiés ont trois fois plus de force que les autres ; ils offrent des varices et des taches diffuses, qui d'ailleurs se voient aussi sur le côté droit du thorax.

Obs. XXVI. — Le professeur Busch, cité par le D' Fort (5), a fait représenter un pied dans lequel les deuxième, troisième et quatrième orteils ont considérablement augmenté de longueur. Toutes les parties sur lesquelles a porté l'allongement ont conservé parfaitement leurs proportions relatives.

(1) Soc. anat., 1852.
(2) Arm. 17, 432, a. 435, A.
(3) Arm. 17.
(4) Soc. chir., 1858.
(5) Thérapeutique des maladies chirurgicales des enfants, par T. Holmes, traduction inédite par le D' O. Larcher.

2. *Difformités par défaut.*

TROISIÈME ESPÈCE.

3° DIFFORMITÉS DES ORTEILS PAR DIMINUTION NUMÉRIQUE (*Ectrodactylie*) (1).

L'ectrodactylie est un vice de conformation caractérisé par l'absence totale ou partielle d'un ou de plusieurs orteils. Cette difformité, plus rare que la polydactylie, se rencontre encore assez fréquemment dans l'espèce humaine. Elle est exceptionnelle chez les animaux. Is. Geoffroy Saint-Hilaire (2) n'en connaît que deux exemples, l'un chez un chien, l'autre chez un pigeon. Celui-ci ne possédait à la patte gauche que deux doigts, dirigés en avant et réunis sur toute leur longueur.

M. Brown-Séquard, en 1849, a présenté à la Société de Biologie une grenouille ectrodactyle, qui n'avait qu'un doigt aux membres postérieurs au lieu de cinq.

L'absence des orteils coïncide souvent chez l'homme avec l'absence d'autres organes plus ou moins importants, principalement avec celle de la tête. D'après Is. Geoffroy Saint-Hilaire, l'ectrodactylie serait même un des caractères les plus constants des *acéphales*, dont les pieds et souvent aussi les mains, lorsqu'elles existent, ne sont terminés que par trois ou quatre doigts, plus rarement par deux ou un seul.

Béclard, dans un mémoire inséré dans les Bulletins de la Faculté, a rapporté un exemple d'acéphale, chez lequel on remarquait, outre les nombreuses imperfections qu'il présentait, l'absence de plusieurs orteils au pied gauche ; il n'y avait que deux orteils et deux métatarsiens. Au pied droit, on remarquait trois métatarsiens. La tête du troisième était bifurquée et supportait deux orteils.

(1) Ἐκτρώω, je fais avorter ; δάκτυλος, doigt.
(2) *Loc. cit.*

Kundmann et Bracq, cités par Is. Geoffroy Saint-Hilaire, ont rapporté des faits tout à fait semblables.

Les monstres *podencéphales* offrent également la même anomalie. Pezerat, médecin de Charolles, a constaté la malformation et l'atrophie des orteils, chez un podencéphale qu'il a eu l'occasion d'observer.

L'ectrodactylie peut encore se rencontrer avec des monstruosités d'un autre ordre :

Obs. XXVII. — Bartholin a vu chez un fœtus, affecté d'éventration, quatre doigts à la main droite et deux seulement à la main gauche. Les orteils du pied droit étaient réunis, palmés; il n'y en avait pas au pied gauche.

Mais il est des anomalies qui coïncident bien plus fréquemment avec l'absence partielle ou totale des orteils; nous voulons parler de celles qui caractérisent les monstres *ectroméliens* (1) et en particulier les genres *phocomèles* (2) et *hémimèles* (3).

Is. Geoffroy Saint-Hilaire (4) a vu, en 1830, une jeune femme qui disait avoir les membres inférieurs terminés par des seins. Elle se montrait au public, se servant ainsi de sa difformité pour pouvoir vivre.

Les membres abdominaux étaient représentés par des moignons hémisphériques, d'autant plus semblables aux seins d'une femme, qu'au centre de chacun d'eux existait un petit tubercule charnu et cutané, de forme arrondie, comparable au mamelon, mais mobile à volonté.

Obs. XXVIII.—M. Broca a déposé, au Musée Dupuytren (5), un hémimèle, inscrit sous le n° 39, et chez lequel le pied droit ne présente que quatre orteils. C'est le troisième qui paraît manquer.

Obs. XXIX. — Breschet a rapporté un cas d'étromélie bi-abdominale, dans lequel le moignon droit était terminé par un appendice allongé, surmonté d'un ongle et ressemblant à un autre doigt; sa grande mobilité lui permettait d'exécuter tous les mouvements.

(1) Ἐκτρόω, je fais avorter; μέλος, membre.
(2) Φώκη, phoque; μέλος, membre.
(3) Ἡμι, demi; μέλος, membre.
(4) *Loc. cit.*
(5) Arm. 74.

Obs. XXX. — *Phocomélie pelvienne droite.* — Jeune fille de 20 ans, sans autre vice de conformation que l'arrêt de développement de son membre abdominal droit. Les orteils sont absents et les métatarsiens confondus forment un cône, dont la pointe excède à peine le volume du gros orteil normal.

Obs. XXXI. — *Phocomélie pelvienne droite.*—Jeune fille de 15 ans. Bonne santé habituelle.

Le pied est constitué en avant par le gros orteil et son métatarsien, en arrière par un petit renflement osseux qui paraît être l'astragale, englobé dans une masse de tissu cellulaire dense et serré. Cette masse se prolonge en arrière et forme le talon. Le tendon d'Achille se perd au milieu d'elle.

Obs. XXXII. — *Phocomélie pelvienne droite..* — Dame âgée de 45 ans environ. L'arrêt de développement porte exclusivement sur la jambe et le pied. Celui-ci ne présente que trois orteils (1).

Comme on le voit par les exemples précédents, l'ectrodactylie s'accompagne presque toujours d'anomalies diverses plus ou moins graves. Mais elle peut aussi, rarement il est vrai, exister chez les individus bien conformés du reste.

Nous allons relater les cas que nous avons recueillis dans les différents auteurs. Il y en a un très-petit nombre.

Obs. XXXIII. — Meckel a vu le pied gauche manquer presque entier chez un individu qui ne présentait pas d'ailleurs d'autres vices de conformation.

Obs. XXXIV. — Weitbrecht a observé l'absence simultanée aux deux mains et aux deux pieds de quelques doigts, de quelques métacarpiens et métatarsiens, enfin de quelques os du carpe et du tarse.

Obs. XXXV. — Oberteuffer a vu tous les orteils remplacés par un moignon arrondi sans os intérieurs.

Obs. XXXVI. — M. Denonvilliers (2) présente un pied affecté de difformité congénitale, consistant dans l'absence de trois cunéiformes, des métatarsiens et des phalanges.

Obs. XXXVII. — *Bidactylie ou les deux mains et le pied droit en pince d'écrevisse; absence du deuxième orteil au pied gauche* (Morel-Lavallée) (3). — H. C..., saltimbanque, entré à l'hôpital Necker, offre une difformité congénitale des mains et des pieds.

(1) Cette observation et les deux qui précèdent sont empruntées au mémoire de Debout (Bulletin général de Thérapeutique, 1863, Vices de conformation des membres).

(2) Soc. chir., 1861.

(3) Soc. anatom., 1833.

Les mains ne sont représentées chacune que par deux doigts qui simulent parfaitement les pinces d'une écrevisse ; la division s'étend jusqu'au carpe. C... exécute à l'aide de ces pinces les mouvements les plus variés, avec une rapidité et une facilité surprenantes.

Les lésions sont moins profondes aux pieds. Le pied droit est fendu jusqu'au tarse, et a aussi la forme d'une pince d'écrevisse. Le squelette de la branche interne est composé de deux os soudés par leur face latérale, et formant ainsi une gouttière médiane, que l'on voit bien sur leurs faces supérieure et inférieure.

L'ongle est unique, aplati et très-développé dans le sens transversal. La longueur de cette branche est de 7 centimètres.

La branche externe, moins large que la précédente, n'a que 5 centimètres. Elle est formée de deux orteils soudés par les métatarsiens et les phalanges. Les ongles sont distincts.

Les articulations de ces branches sont très-mobiles ; elles se rapprochent par leur extrémité, de sorte que ce pied exécute des mouvements plus variés qu'un pied normal.

Le pied gauche n'a que quatre orteils ; il lui manque le deuxième. Le premier est luxé en dehors et touche le troisième. Il existe un oignon au niveau de son articulation avec le métatarsien.

Cet homme ne présente pas d'autre vice de conformation.

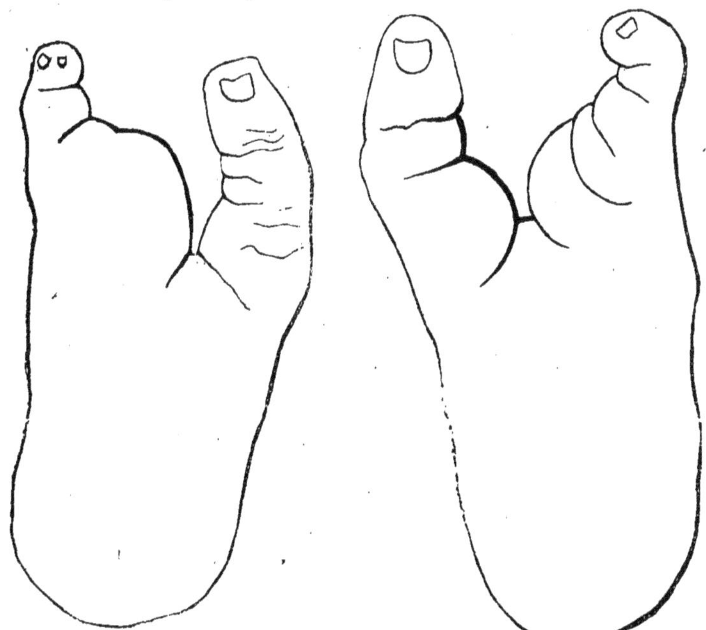

Fig. 6 et 7. — Pieds en pince de homard. (Gaillard, de Poitiers.)

Obs. XXXVIII. — Gaillard (1), de Poitiers, rapporte le fait suivant : A..., âgé de deux mois, est né avec une déformation congénitale des deux pieds et des deux mains. Sa mère a éprouvé une vive frayeur vers le sixième mois de sa grossesse.

Eclampsie au moment de l'accouchement.

Examen du jeune malade.

Pied gauche. — Le gros orteil est libre, les deux orteils suivants manquent et sont réduits à un tubercule mousse. Les deux derniers sont réunis en un seul orteil, orné de deux ongles à son extrémité. Le gros orteil est séparé des autres par une profonde division qui augmente et bâille quand l'enfant fait des mouvements.

Pied droit. — Le gros orteil est normal, les trois suivants manquent, et, à leur place, se trouve un tubercule mousse. Le cinquième orteil a sa dernière phalange fléchie à angle droit. Il y a également une profonde scissure qui sépare le gros orteil des autres doigts.

En résumé, les pieds ont un aspect qui rappelle les pinces du homard. Sur cet enfant, Gaillard (de Poitiers), a enlevé la phalange fléchie du cinquième orteil, et a en partie réuni, à l'aide de cautérisations successives, suivant le procédé de Jules Cloquet, les deux branches qui limitaient la scissure. (Fig. 7.)

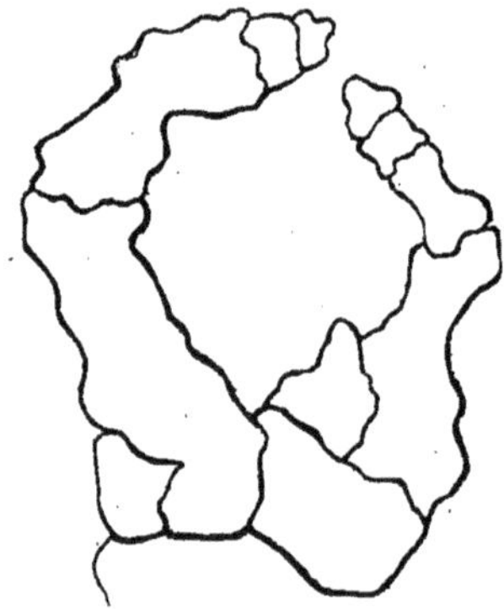

Fig. 8. — Squelette de pied en pince de homard. (Ménière.)

Obs. XXXIX. — Ménière (2) a vu un exemple d'ectrodactylie chez un manouvrier, âgé d'environ 45 ans, et apporté à l'Hôtel-Dieu pour une fracture de cuisse.

Les pieds n'ont que deux orteils, le premier et le cinquième : ce qui leur donne l'aspect d'une pince d'écrevisse.

(1) Soc. de Biol., 1859.
(2) Arch. de méd., 1re série, t. XVI.

L'astragale, le calcanéum et le scaphoïde sont normaux. Au pied droit, les deux premiers cunéiformes soudés s'articulent avec le métatarsien interne; le cuboïde et le troisième cunéiforme, également soudés, s'articulent avec le métatarsien externe.

Au pied gauche, le premier cunéiforme est libre, le deuxième est complétement soudé avec l'extrémité postérieure du métatarsien interne. Le cuboïde et le troisième cunéiforme sont réunis comme au pied droit.

Le gros orteil reçoit un tendon de l'extenseur et du fléchisseur propres. Les muscles pédieux, péronier antérieur et court fléchisseur envoient chacun un tendon au cinquième orteil.

L'extenseur et le fléchisseur communs s'arrêtent au niveau du sommet de la scissure qui sépare les deux orteils.

Pas de lombricaux, ni d'interosseux. Il n'y a pas non plus d'abducteur transverse, d'abducteur et de court fléchisseur du cinquième orteil.

Les nerfs ont été incomplétement disséqués. On n'a pas trouvé d'artère plantaire interne, mais l'externe se divisait à la plante du pied en deux branches, l'une pour le gros orteil, l'autre pour le petit. La tibiale antérieure ne fournissait que quelques branches peu volumineuses.

Le squelette de ces pieds, dont nous donnons d'ailleurs le dessin de l'un d'eux, a été déposé au Musée Dupuytren (1). (Fig. 8.)

Dans un travail sur quelques difformités congénitales des pieds et des mains, Ménière rapporte un autre fait exactement semblable au précédent. Les deux orteils convergeaient également l'un vers l'autre. Ils étaient tellement rapprochés que le sujet auquel ils appartenaient, pouvait saisir une pièce de monnaie avec la pince qu'ils formaient.

D'après les recherches de M. Davaine et de M. Larcher (3), on sait aujourd'hui que l'absence congénitale du radius entraîne presque toujours celle du pouce et de son métacarpien. Nous disons presque toujours, car Wentzel Gruber, de Saint-Pétersbourg, cité par M. Fort (4), a rapporté un exemple qui fait exception à cette loi. Dans l'observation publiée par cet auteur, il y avait absence du radius, et cependant aucun doigt ne manquait aux mains.

(1) Arm. 73, n° 13.
(2) Comptes rendus de la Soc. de Biol., 1re série, t. II, p. 39; Paris, 1850.
(3) Etudes physiologiques et médicales sur quelques lois de l'organisme; Paris, 1868.
(4) *Loc. cit.*

Pour nous qui regardons, avec Vicq d'Azyr, Meckel et la plupart des anatomistes, le péroné comme l'analogue du radius, il nous a semblé qu'il serait intéressant de rechercher si l'on trouverait à la jambe les mêmes phénomènes tératologiques qu'à l'avant-bras, c'est-à-dire l'absence du péroné coïncidant avec l'absence des orteils externes. Nous nous sommes donc livré à des recherches multipliées dans le but d'élucider ce point encore en litige, mais nous ne sommes arrivé à constater qu'une chose, la pénurie de la science sur ce sujet. Les faits, en effet, manquent à peu près complétement, et il n'est pas possible avec le peu de matériaux dont nous disposons, de donner des résultats concluants.

Cependant, nous ne devons pas passer sous silence une observation importante qui a été adressée, en 1860, à la Société de chirurgie, par M. Adam Hammer, médecin à Saint-Louis (Missouri).

Obs. XL. — Il s'agit d'un enfant du sexe masculin, venu au monde avec une grande difformité de la jambe droite.

Né d'une mère primipare, il avait 18 mois lorsqu'il fut examiné pour la première fois. Aucun accident, aucune violence extérieure durant la grossesse; l'accouchement fut très-facile. On ne fut pas obligé d'employer le forceps; pas d'éclampsie. Rien du côté de l'hérédité.

La jambe droite est, de 1 pouce et demi à 1 pouce trois quarts, plus courte que la gauche; un peu au-dessus du point d'union du tiers inférieur du tibia avec son tiers moyen, l'os est courbé à angle obtus de telle sorte, que son extrémité inférieure se dirige en dedans et en arrière. Le point où se fait la courbure est notablement épaissi, comme s'il y avait un cal. Il existe aussi à ce niveau sur la peau, une cicatrice de couleur foncée, linéaire, longue d'environ 1 pouce, oblique de haut en bas et de dehors en dedans, déprimée, enfoncée, adhérente à l'os.

L'articulation tibio-tarsienne joue librement. Il y a une tendance au valgus; le pied repose sur le sol par son bord interne.

Les deux orteils externes manquent complétement; les trois autres ont leurs dimensions et leur forme normales.

M. A. Hammer songea à pratiquer l'ostéotomie, d'après le procédé employé par le Dr Meyer, de Würzbourg, dans les cas de fractures vicieusement consolidées. L'opération fut proposée à la famille qui la rejeta.

Ce cas, qui fut présenté à la Société de chirurgie, comme

un exemple de fracture intra-utérine compliquée, devint l'objet d'une discussion fort intéressante.

Tout d'abord, on crut à une véritable fracture qui aurait été produite durant l'accouchement ; mais, après une analyse minutieuse des faits, cette opinion fut rejetée, et l'on demeura convaincu qu'on avait affaire à une difformité congénitale.

Nous sommes également de cet avis, car il est évident, en raison même des circonstances heureuses qui accompagnèrent la grossesse et l'accouchement, que le traumatisme ne doit pas entrer en ligne de compte dans la production de cette lésion, et qu'il faut s'adresser à une autre cause pour en expliquer le mode de formation.

M. Broca serait porté à ne voir dans ce fait qu'un développement vicieux du squelette de la jambe. Il a toujours vu, en effet, l'absence des orteils coïncider avec l'absence partielle du tibia ou du péroné.

M. Houel partage la même opinion ; il a également observé l'absence du cinquième orteil avec l'absence du péroné ou une solution de continuité de cet os. Il a aussi rencontré l'absence du tibia lorsque le gros orteil faisait défaut.

M. Depaul, au contraire, pense que cette difformité est le résultat d'un arrêt dans le travail qui a présidé à l'ossification des os de la jambe. Il a eu en effet l'occasion de voir des fœtus atteints de fractures multiples, quelquefois très-nombreuses du tibia et du péroné, dont les fragments étaient reliés par des liens membraneux.

D'un autre côté, M. Deguise avait montré, quelques mois auparavant, à la Société de chirurgie, un jeune enfant qui présentait, disait-il, un cal résultant d'une fracture intra-utérine. Il n'y avait pas d'orteils absents. Un examen plus attentif lui permit de reconnaître qu'il n'y avait qu'un seul os dans le tiers inférieur de la jambe. Cet os était le péroné notablement augmenté de volume. Dans le tiers supérieur, au contraire, les os étaient distincts et ne se fusionnaient que plus bas.

Ainsi donc, voici deux faits considérés tout d'abord comme des exemples de fractures intra-utérines, et qui ne sont en réalité que des difformités congénitales, caractérisées par l'absence du péroné ou du tibia.

Bien qu'il soit vraisemblable d'admettre que l'absence totale ou partielle du péroné ou du tibia doive entraîner dans le pied des modifications analogues à celles qu'on observe dans la main, lorsque le radius ou le cubitus manquent, cependant ces deux faits isolés ne nous semblent pas suffisants pour tirer aucune conclusion définitive.

C'est à l'avenir à apporter de nouvelles observations qui permettront d'établir sur des bases solides, pour les os de la jambe, la même loi qu'a formulée M. Davaine pour ceux de l'avant-bras.

QUATRIEME ESPÈCE.

4° DIFFORMITÉS PAR DIMINUTION DANS LE NOMBRE DES PHALANGES (*Brachydactylie*) (1).

L'absence congénitale d'une phalange aux orteils, comme aux doigts du reste, a été rarement observée.

Is. Jeoffroy Saint-Hilaire, lui-même, n'en connaît pas un exemple qui lui soit propre. Elle a naturellement pour effet de diminuer la longueur des orteils, d'où le nom de *brachydactylie*, qui lui a été donné. Ces quelques mots suffisent pour montrer en quoi elle diffère de l'atrophie congénitale, dont nous allons bientôt parler, et dans laquelle les orteils, plus petits qu'à l'état normal, possèdent néanmoins toutes leurs phalanges.

(1) Βραχὺς, court; δάκτυλος, doigt.

Nos recherches ne nous ont permis de recueillir que trois observations d'absence congénitale des phalanges. Deux d'entre elles sont remarquables, en ce que la difformité occupe tous les orteils et est héréditaire.

Il est bien entendu que nous passons sous silence les cas de polydactylie dans lesquels l'orteil ou les orteils surnuméraires sont tellement imparfaits qu'ils n'ont pas même de squelette.

Obs. XLI. — *Absence de la deuxième phalange des doigts et des orteils.* (1). Ce vice de conformation a été observé par l'auteur, chez un soldat russe, âgé de 35 ans. Le conseil ne s'en était pas aperçu et avait enrégimenté le sujet. Son père et un de ses frères présentaient, paraît-il, la même difformité.

Obs. XLII. — M. Blin (2) rapporte le fait suivant : Un homme de 45 ans fut apport é dans le cabinet de M. Broca, alors prosectenr de la Faculté, pour être livré aux dissections. Il avait, en même temps que la difformité que nous allons décrire, deux pieds bots varus équins.

Les orteils sont considérablement déformés des deux côtés. Les deux premiers se cachent sous les autres.

Le cinquième orteil est réduit à une sorte de tubercule unguéal, réuni au quatrième par un repli cutané. Le troisième orteil et le quatrième ont aussi une longueur moindre qu'à l'état normal. La dissection permet de voir qu'il n'y a que deux phalanges au dernier orteil de chaque pied.

Anomalies musculaires multiples. L'auriculaire de chaque main n'avait également que deux phalanges.

Obs. XLII. — *Absence héréditaire d'une phalange aux doigts et aux orteils* (1). M. Mercier, alors interne des hôpitaux, communique l'observation suivante : Augustin Duforèt, pâtissier, âgé de 22 ans, né à Douai, entra, le 14 février 1838, à l'hôpital de la Charité, pour une bronchite. Ce jeune homme n'a que deux phalanges à tous les doigts. La première a le double de longueur des phalanges ordinaires ; la seconde ou unguéale est à l'état normal, sous le rapport de sa forme et de ses dimensions. Il résulte de là que les doigts n'ont que 3 ou 4 lignes de moins que ceux d'une autre personne. Ils sont d'ailleurs bien proportionnés entre eux. Les pouces ont deux phaanges, mais point de métacarpien.

Les orteils n'ont également que deux phalanges ; ils sont un peu courts. Le gros orteil a paru à l'auteur en posséder deux et un métatarsien, mais au

(1) Gaz. hebd., 1866.
(2) Soc. anat., 1852.

niveau de ce dernier on voit et on sent encore mieux une dépression profonde. Il est moins gros qu'à l'état normal.

La brièveté des orteils fait que l'extrémité du pied paraît élargie.

Son grand-père présentait la même difformité. Il eut trois enfants qui tous trois héritèrent de ce vice de conformation.

L'aîné, du sexe masculin, a eu trois enfants mâles qui tous manquèrent d'une phalange aux doigts et aux orteils. Ceux-ci sont encore sans enfants.

Le deuxième, du sexe féminin, a eu cinq enfants, deux filles qui ont trois phalanges et trois garçons qui n'en ont que deux.

Le troisième, qui est le père d'Augustin, a eu onze enfants, dont cinq filles normalement conformées et six garçons auxquels il manquait à tous une phalange aux doigts et aux orteils.

La mère d'Augustin a eu en outre deux fausses couches, qui chacune donnèrent naissance à deux fœtus mâles, lesquels, à ce qu'il paraît, avaient également une phalange de moins.

———

CINQUIÈME ESPÈCE.

5° DIFFORMITÉS PAR DIMINUTION DANS LE VOLUME.
(*Atrophie congénitale.*)

Il ne faut pas confondre la brachydactylie avec l'atrophie congénitale des orteils. Dans cette dernière, d'ailleurs peu fréquente, il n'y a pas absence des éléments des orteils ceux-ci sont en quelque sorte en miniature et réduits aux proportions les plus exiguës.

L'atrophie congénitale peut être générale ou partielle, frapper tous les orteils à la fois ou seulement l'un d'eux. De plus, elle porte sur le doigt tout entier ou n'en atteint qu'une portion.

M. Cruveilhier (1) a décrit une variété très-curieuse de cette dernière. Chez le sujet qui a été soumis à son examen, il existait une atrophie congénitale de la première phalange du troisième orteil. Celui-ci était couché sur la face dorsale du quatrième. Sa phalange unguéale était très-développée; la seconde était normale, mais la première était réduite à

____

(1) Anat. path., t. III.

son extrémité digitale. La tête du troisième métatarsien était représentée par une épine saillante.

Obs. XLIII. — M. Broca (1) présente le pied d'un homme apporté dans les pavillons de l'École pratique. A l'extérieur et sans dissection préalable, le gros orteil n'apparaissait que sous la forme d'un petit tubercule, relevé sur le dos du pied et recouvert par l'ongle. On eût dit que la phalange unguéale seule existait.

D'autre part, le cinquième orteil, également raccourci, était rejeté en dehors et en haut. La dissection a montré que l'absence des phalanges n'était qu'apparente. Mais celles-ci étaient rudimentaires et comme atrophiées. De plus, la première de chaque orteil était en quelque sorte luxée sur le métatarsien correspondant.

SIXIEME ESPÈCE.

6° DIFFORMITÉS DES ORTEILS PAR ADHÉSION (*Syndactylie*) (2).

Nous arrivons maintenant à un autre genre de difformité congénitale, la *syndactylie*. Dans ce vice de conformation, les orteils, normalement séparés, sont à la naissance réunis et adhérents par leurs faces latérales.

La syndactylie s'observe surtout aux mains, mais elle se montre également aux pieds, où elle est du reste très-rarement limitée. Il est bien plus fréquent au contraire de la rencontrer à la fois aux doigts et aux orteils. Bien plus, lorsqu'elle existe aux deux mains, il est exceptionnel de ne pas observer la même difformité aux pieds.

Généralement la coalescence des doigts, quel que soit son siége, n'accompagne point les monstruosités. Les individus chez lesquels on la rencontre sont d'ordinaire bien conformés; cependant elle coïncide parfois avec la polydactylie ou l'ectrodactylie.

D'après Is. Geoffroy Saint-Hilaire, la réunion, lors même qu'elle s'étend jusqu'aux phalanges terminales, n'est ja-

(1) Soc. anat., 1852.
(2) Εὖν, avec; δάκτυλος, doigt.

mais assez intime, pour mériter le nom de fusion. Bérard (1), au contraire, admet une variété de cette difformité par adhérence osseuse.

Quoi qu'il en soit, le plus souvent l'adhérence n'est que superficielle et même médiate, comme dans les cas où elle a lieu au moyen d'un prolongement cutané, étendu d'un orteil à l'autre.

La syndactylie se présente à l'observateur sous des aspects différents, suivant l'étendue et le siége de l'adhérence.

Elle est complète ou incomplète. Dans le premier cas, les orteils sont intimement unis entre eux dans toute leur longueur. Tantôt la division primitive est encore indiquée par de légers sillons que l'on voit sur leur face dorsale, et par la présence de plusieurs ongles distincts à l'extrémité du pied. Tantôt les orteils adhérents ont une enveloppe cutanée commune, sur laquelle se voit un ongle aussi large à lui seul que ceux qu'il a remplacés.

Dans la syndactylie incomplète, l'adhérence n'existe qu'entre deux ou trois orteils. Elle est représentée par un prolongement cutané, une sorte de palmature, analogue à la membrane interdigitale, qu'on observe chez certains palmipèdes.

Ce repli, qui n'est qu'une exagération de celui qui existe normalement entre les orteils, à leur union avec le pied, est plus ou moins développé. Dans quelques cas, il s'étend jusqu'à l'extrémité unguéale des orteils; dans d'autres, il ne dépasse pas la première phalange. De forme triangulaire, il répond par son sommet à l'espace interdigital, et par ses côtés au doigt. A ce niveau il est constitué par deux feuillets, dont l'un se porte sur la face dorsale de l'orteil et l'autre sur la face plantaire. Entre ces deux feuillets se

(1) Dict. en 30 vol., art. Main.

trouvent des vaisseaux ainsi que du tissu cellulaire peu abondant.

Obs. XLIV. — La femme d'un vigneron appelé Jean-François Maigrot, après avoir eu un enfant bien conformé, accoucha, au mois de mai 1726, d'une fille qui avait à chaque main et à chaque pied les cinq doigts réunis en une seule masse. La seule différence qui existait entre les pieds et les mains, consistait en ce qu'il y avait aux premiers des ongles distincts, tandis qu'aux mains il n'y avait qu'un seul ongle, dont la grandeur était à peu près celle de cinq (1).

Obs. XLV. — Stahl, cité par M. Lucas (2), rapporte le cas d'une famille où la syndactylie était héréditaire. Chez elle, les orteils étaient réunis entre eux par une membrane comme les doigts des canards.

Obs. XLVI. — *Syndactylie des cinquièmes doigts et absence du cinquième orteil droit* (Legendre) (3). Homme de 44 ans. Le pied droit est très-petit et n'a que quatre orteils ; le dernier est absent. L'extrémité postérieure du cinquième métatarsien ne fait pas de saillie sous la peau. On pourrait croire à l'absence de cet os.

Tous les autres cinquièmes doigts étaient réunis au quatrième par un repli cutané, qui ne dépassait pas la première phalange. Cette disposition faisait paraître le cinquième doigt des mains et du pied gauche extrêmement petit.

La dissection du pied droit permet de reconnaître qu'il n'y a pas de cinquième métatarsien. Le quatrième a une épaisseur plus considérable qu'à l'ordinaire ; il s'articule par son extrémité postérieure avec le cuboïde et laisse en dehors une portion non articulaire. En arrière, ce quatrième métatarsien présente une saillie linéaire qui semble le diviser en deux parties inégales, l'une interne, qui serait le quatrième métatarsien, l'autre externe, qui représenterait le cinquième, dont l'extrémité antérieure manquerait complétement.

Les muscles fléchisseur et extenseur communs n'ont que trois tendons terminaux. L'abducteur du petit orteil, dont l'insertion postérieure est normale, se fixe en avant au quatrième. Il en est de même du court fléchisseur du cinquième orteil, qui s'insérait en avant à la partie externe de l'extrémité postérieure de la première phalange du quatrième.

Obs. XLVII. — M. Guersant (4) a observé un cas de syndactylie complète des pieds et des mains.

Obs. XLVIII. — Michon (5) présente à la Société de chirurgie un jeune enfant atteint de syndactylie congénitale du côté gauche.

(1) Acad. des sciences, 1729.
(2) Hérédité, t. I, p. 313.
(3) Soc. de Biol., 1865.
(4) Soc. chir., 1857.
(5) Mon. des hôp., 1859.

Obs. XLIX.— M. Guéniot, cité par M. Fort (1), a observé le fait suivant : Enfant de 20 mois. Difformités congénitales aux pieds et aux mains. Aux mains, le médius et l'annulaire sont réunis à leur racine. Aux pieds, le deuxième et le troisième orteils manquent ; le gros orteil est dévié en dehors ; les deux derniers sont réunis jusqu'à la phalangette exclusivement. Il n'y a pas d'autres vices de conformation.

Obs. L. — Le Dr Thompson (2), de Londres, a observé un cas de syndactylie partielle chez une petite fille qui offrait, aux doigts de la main droite, l'absence d'une phalange.

Les trois orteils moyens du pied gauche étaient plus ou moins réunis à leur origine. La même difformité fut reconnue pour deux des orteils du pied droit.

On n'a pas constaté d'antécédents héréditaires.

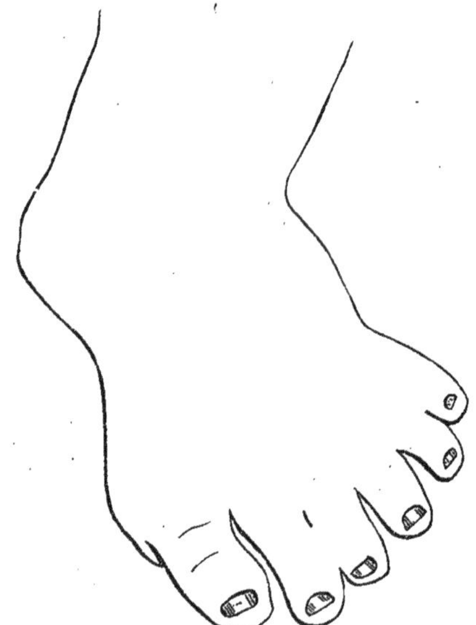

Fig. 9. — Polydactylie et syndactylie réunies sur le même pied.
(D'après Otto de Breslau.)

Obs. LI. — Otto (3) a rencontré, chez un fœtus mâle, un exemple de polydactylie et de syndactylie partielle. Le fœtus dont il est question était atteint d'une hydropisie généralisée. On a été obligé de pratiquer la version, et sa mère a succombé aux suites de cette opération.

(2) *Loc. cit.*
(1) The Lancet, t. II, p. 11.
(3) *Loc. cit.*

La main droite a sept doigts; les deux derniers sont palmés. La main gauche a six doigts; les deux derniers sont également soudés.

Les pieds ont chacun six orteils; le deuxième et le troisième sont réunis par les téguments. Il en est de même du cinquième et du sixième.

Le premier et le quatrième seuls sont libres.

Les orteils surnuméraires, quoique plus petits que leurs voisins, avaient cependant leurs trois phalanges. Ils avaient aussi un métatarsien distinct.

Aux mains, les doigts avaient tous aussi un métacarpien. (Fig. 9.)

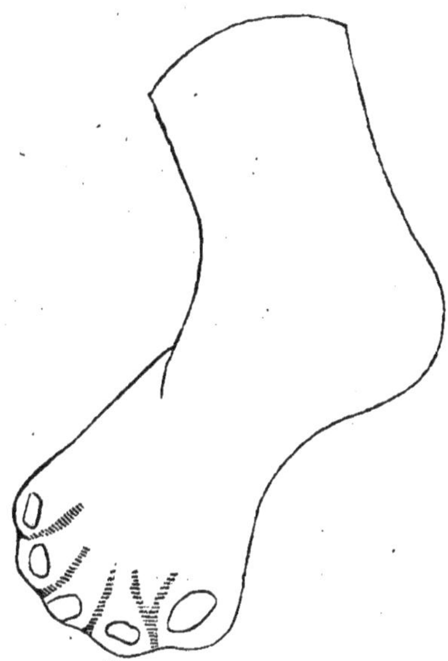

Fig. 10.— Syndactylie complète du pied droit. (Dessin de Otto (1), de Breslau.)

Obs. LII. — Otto (1) a aussi figuré, dans son Traité des monstruosités, le dessin d'un pied droit atteint de syndactylie complète. Tous les orteils sont palmés, et à peine distincts les uns des autres. Ils sont séparés seulement par de légers sillons longitudinaux, peu profonds, et possédant chacun un ongle spécial. (Fig. 10.)

(1) *Loc. cit.*

7° CONSIDÉRATIONS GÉNÉRALES SUR LES DIFFORMITÉS CONGÉNITALES DES ORTEILS.

ART. Ier. *Étiologie.* — De tout temps, les anomalies de l'organisme ou les monstruosités ont exercé la sagacité des philosophes et des médecins, mais les nombreuses opinions imaginées par les divers auteurs, dans le but d'expliquer ces phénomènes, ne reposent que sur des hypothèses plus ou moins absurdes.

Les faits mis en avant ne sont que des histoires où le merveilleux, fort à la mode durant ces époques d'ignorance, joue le plus grand rôle et auxquelles on ne peut ajouter foi. C'est ainsi que jadis on accordait dans le mode de formation des diverses anomalies, une grande influence à la surabondance, insuffisance ou viciation de la semence, aux maladies variées de la matrice, à l'accouplement de deux êtres d'une espèce différente, à l'intervention du démon, à l'imagination et aux impressions morales de la mère durant le cours de la gestation, enfin à la superfétation.

En 1690, parut l'hypothèse des germes originairement anormaux, émise par P. S. Regis et défendue énergiquement, en 1773, par Winslow. Mais cette théorie fut combattue à outrance au sein de l'Académie des sciences, en 1824, par Lémery. Celui-ci porta des coups tellement violents à la doctrine de Winslow, qu'elle ne s'en releva pas, et aujourd'hui elle est complétement abandonnée. Lémery lui substitua celle des germes primitivement normaux, mais troublés accidentellement dans le cours de leur évolution. On conçoit, en effet, que le fœtus, durant la vie intra-utérine, soit sujet à des maladies semblables, quant à leur nature mais non quant à leurs effets, à celles qui peuvent frapper l'animal après sa naissance.

La doctrine de Lémery est loin d'expliquer tous les phénomènes tératologiques qui se présentent à l'observation, mais dans quelques cas, rares à la vérité, elle rend un compte assez satisfaisant de la genèse de certaines anomalies.

Elle a d'ailleurs pour elle l'anatomie pathologique : on a trouvé, en effet, sur le fœtus, des lésions analogues à celles qu'on observe sur l'adulte. M. Broca (1) a été assez heureux pour surprendre la nature sur le fait ; il a rencontré chez un fœtus une luxation de la hanche, en voie d'évolution.

De plus, Is. Geoffroy Saint-Hilaire, par ses expériences sur des œufs de poulets, a prouvé que grand nombre de monstruosités se formaient après la conception, dans les premiers moments de la formation embryonnaire.

Une autre théorie, pour expliquer la polydactylie en général, est celle qui a été mise en avant, en 1852, à la Société anatomique, par M. Pigné. Cette opinion n'explique pas non plus tous les faits, et d'ailleurs si les membres surnuméraires sont une preuve de duplication monstrueuse, en est-il de même des doigts surnuméraires ? nous ne le pensons pas.

Les connexions du fœtus avec les membranes, le placenta et le cordon ont été invoquées également.

Il est évident que certaines monstruosités reconnaissent ce genre de causes, mais il y en a un plus grand nombre qui échappent à cette interprétation.

Lallemant et Debout (2) ont observé quelques faits de striction circulaire et même la section complète des membres par le cordon ombilical. M. Broca a également rencontré, en 1851, une bride, appendice des membranes, serrant comme un lien le membre supérieur gauche d'un fœtus de 5 ou 6 mois.

Follin a vu dans la collection de M. Coste un fait du même genre.

(1) Soc. anatom., 1852.
(2) *Loc. cit.*

Montgomery (1), de Dublin, dans son mémoire sur les amputations spontanées, a montré des exemples authentiques de brides placentaires étreignant et coupant les membres.

Obs. LIII. — M. Moreau (1) a présenté un placenta provenant d'une femme accouchée pour la troisième fois, le 14 mars 1847, à l'hôpital des Cliniques. L'enfant qu'elle a mis au monde, offrant plusieurs exemples d'amputations spontanées, fut placé, par M. P. Dubois, sous les yeux de l'Académie de médecine, le 16 mars 1847. On constatait, en effet, l'absence de la dernière phalange des doigts médius et annulaire de la main gauche; les mêmes phalanges manquaient aussi aux deuxième et troisième phalanges de chaque pied.

On remarque encore aux deux jambes un étranglement cutané sous-malléolaire, beaucoup plus prononcé à gauche qu'à droite. Il en existait un autre tout à fait semblable au niveau de la première phalange du gros orteil.

Le placenta, à sa surface amniotique, près de l'insertion du cordon ombilical, dont la longueur est de 33 centimètres, offre plusieurs prolongements filiformes, dont les uns ont une extrémité libre, tandis que les autres sont fixés à leurs extrémités comme une corde tendue.

Pendant cette grossesse, qui s'est passée aussi régulièrement que les précédentes, la malade, à part des contrariétés et de vives émotions morales, n'a rien éprouvé de particulier.

Les autres enfants ne présentaient aucune lésion analogue à celle du dernier.

Suivant l'auteur, ces prolongements fibreux implantés sur le placenta ne seraient pas sans rapports avec les amputations partielles qu'il vient d'indiquer.

Faut-il tenir compte des émotions morales, des chagrins prolongés et surtout de la frayeur dans la production des vices de conformation ? Is. Geoffroy Saint-Hilaire n'hésite pas à admettre ce genre de causes. Il a même rapporté des observations à l'appui de cette manière de voir.

On a dit aussi que la vue de certains objets désagréables, en déterminant sur la mère une impression vive, soutenue, aurait eu pour conséquence la formation de diverses monstruosités.

(1) Signs and symptoms of Pregnancy.
(2) Soc. anat., 1847.

Morel-Lavallée rapporte le fait suivant : Une femme, frappée de l'aspect d'une tête de lièvre écorchée, assura jusqu'au dernier moment à son accoucheur que son enfant naîtrait avec un bec-de-lièvre, et sa crainte s'est réalisée.

M. Guyon (1), de la Martinique, a observé un cas du même genre : une femme enceinte fut frappée de la vue d'un enfant qui avait six orteils à chaque pied, et suivant ses appréhensions son enfant vint au monde avec un orteil surnuméraire.

Il est inutile de dire que nous repoussons avec la plupart des auteurs ces différentes causes sur lesquelles, d'ailleurs, nous n'insisterons pas.

Il n'en est pas de même de l'hérédité qui joue le plus grand rôle dans la production des difformités des orteils. M. Denucé dit à ce sujet : « Le germe, au moment où il se produit par la rencontre des deux substances mâle et femelle, peut tenir de l'un ou de l'autre certaines propriétés qui se traduisent par de simples ressemblances d'organisation, mais qui peuvent aller jusqu'à la transmission de ces difformités. »

On conçoit, en effet, qu'un père transmette à des enfants ses vices de conformation comme il leur transmet ses traits.

D'après Is. Geoffroy Saint-Hilaire, les monstruosités ne sont pas héréditaires ; il n'existe pas en effet d'exemples authentiques de monstres, aux organes génitaux bien conformés, ayant donné naissance à un monstre semblable à lui.

Mais il n'en est pas de même de la polydactylie, de l'ectrodactylie et de la syndactylie. De nombreuses observations prouvent d'une façon incontestable la transmission de ces difformités par la voie séminale. Morand avance, sans faits à l'appui il est vrai, que l'influence de l'hérédité s'altère par l'alliance avec des sujets bien conformés. Mauper-

(1) Soc. chirurg., 1861, p. 409.
(2) Moniteur des hôp., 1853.

tuis va plus loin encore : il pense que par les alliances répétées elle s'affaiblit de plus en plus et finit par s'éteindre.

Mais rien n'est moins prouvé que ces hypothèses qui ne
reposent sur aucun fait sérieux.

Parmi les observations les plus remarquables où l'hérédité est hors de doute, nous citerons les suivantes :

1° *Polydactylie.*

Obs. LIV. — Godeheu (1), correspondant de l'Académie des sciences, en-
voya, en 1751, à cette illustre société l'histoire très-curieuse d'une famille
de Malte, dont le chef, Gratio Kalleïa, avait six doigts aux mains et aux pieds.
Il eut quatre enfants, trois fils et une fille.

Parmi ses fils, l'aîné, Salvator, naquit sexdigitaire comme son père. Les
trois autres n'eurent, au contraire, que cinq doigts aux mains et aux pieds,
mais tous, hors le dernier fils André, naquirent avec des difformités plus ou
moins marquées des doigts.

Ainsi, sur les quatre enfants de Gratio, un seul avait les pieds et les mains
normaux : il fut le seul aussi qui donna naissance à des enfants bien conformés.

En effet, le fils aîné, Salvator, eut deux garçons et une fille sexdigitaires,
un autre garçon bien conformé.

Enfin, la fille de Gratio eut deux filles et un garçon bien conformés, mais
aussi un enfant sexdigitaire.

Obs. LV. — Carlisle (2) publie un cas de doigts et d'orteils surnuméraires
qui s'était montré pendant quatre générations successives. La dernière de
ces générations comprenait huit personnes, dont quatre offraient ces anomalies.

Obs. LVI. — Anna, cité par M. Lucas (3), rapporte l'observation d'une
autre famille où le père avait douze doigts et douze orteils.

Obs. LVII. — M. X..., médecin américain, communique le fait suivant à la
Société de chirurgie, en 1849 : Il raconte que sa grand'mère portait sur une
des mains un doigt surnuméraire, mobile selon sa volonté. Son mari n'avait
aucune difformité. Ils ont eu six enfants, quatre filles et deux garçons ; un de
ces derniers avait un orteil surnuméraire; à 18 ou 19 ans, le trouvant gê-
nant, il le fit enlever. Quelques années après, il eut cinq ou six enfants, dont
deux seulement, un garçon et une fille, présentaient à leur naissance six orteils à chaque pied. On amputa de bonne heure les orteils surnuméraires et
les enfants guérirent bien.

(1) Hist. de l'Acad. des sc., 1751.
(2) Med. Times and Gaz., 1862 ; vol. II, p. 212.
(1) *Loc. cit.*

Ni sa mère, ni son père ne portaient aucune trace de l'anomalie en question, et cependant les deux aînés de leurs quatre enfants, son frère et lui, avaient six orteils à chaque pied et à chaque main, un doigt surnuméraire situé sur le bord cubital. Il fit amputer à 14 ans l'orteil surnuméraire du pied droit qui le gênait beaucoup. Il a gardé celui du pied gauche, sur le côté externe duquel il est placé. Cet orteil superflu a deux phalanges, et, quoique très-mobile, il n'a qu'un seul mouvement volontaire : celui d'abduction.

Le nombre des métatarsiens est normal.

Obs. LVIII. — Le D[r] Rœberg (1) présente à la Société médicale de Suède un enfant à terme. La main gauche avait sept doigts, deux étaient fixés au cinquième métatarsien et deux au quatrième. La main droite présentait six doigts. Il y avait sur les pieds des anomalies pareilles.

Ces difformités se sont présentées pendant quatre générations.

2° *Ectrodactylie.*

Obs. LIX. — Béchet (2) rapporte le cas suivant : Victoire Barré se présente à l'amphithéâtre d'accouchements de Maygrier. Elle offre des difformités congénitales aux pieds et aux mains. (Fig. 11.)

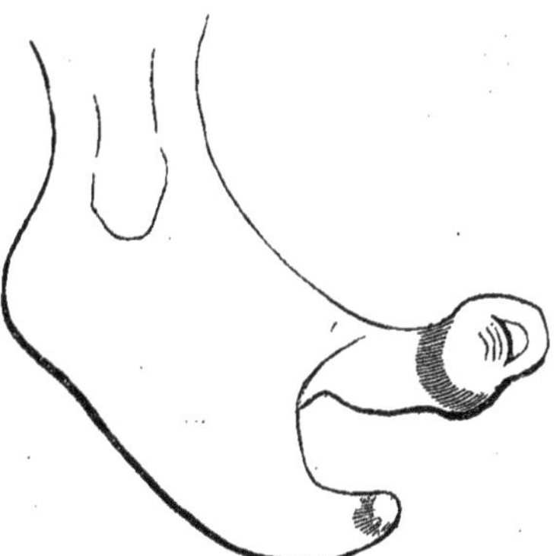

Fig. 11. — Pied ectrodactyle. (Bechet.)

Examen des pieds. — *Pied droits.* Ce pied ne possède que le premier et le cinquième orteils, séparés l'un de l'autre par une vaste échancrure, qui tient la place des orteils et des méta tarsiens absents.

Le premier orteil est très-long, recourbé directement en avant et en haut ; il est dépourvu d'ongle. Ses phalanges sont soudées entre elles. L'articulation métatarso-phalangienne est peu mobile.

(1) Med. Times and Gaz., 1861.
(2) *Loc. cit.*

Le cinquième orteil est extrêmement recourbé de dehors en dedans : il est petit et très-mobile dans ses articulations phalangiennes. Le métatarsien, avec lequel cet orteil s'articule, est d'un volume considérable : il est évidemment formé par l'union de plusieurs os.

Cependant on ne sent pas à travers la peau les traces de cette union.

2º *Pied gauche.* La forme diffère peu de celle du précédent. Voici les difrences qu'on y remarque : le premier orteil est plus gros et beaucoup plus long qu'à l'état normal. Il est recourbé en dehors et en dedans et comme tordu.

Il porte à son extrémité un rudiment d'ongle. L'ankylose des phalanges est imparfaite à cet orteil. Le cinquième orteil est comme celui de l'autre pied, fortement recourbé en dedans et articulé de la même manière avec son métatarsien, qui paraît aussi formé par plusieurs os réunis.

Après un travail qui n'a rien offert de particulier, cette femme est accouchée d'un enfant du sexe féminin, qui a présenté les difformités suivantes :

Mains dépourvues des quatre premiers doigts ; deux métatarsiens seulement. Le petit doigt est recourbé en dehors. Deux petits tubercules charnus, séparés par un pli de la peau, terminent la partie inférieure et externe de la main.

Les pieds n'ont pas atteint un degré de développement plus complet. Le cinquième orteil existe seul ; il est très-fortement recourbé de dehors en dedans. Ainsi qu'aux mains, il n'y a de bien mobile que l'articulation de la première phalange avec le cinquième métatarsien. Aussi l'extension de cet orteil est-elle impossible. On ne trouve que le premier et le cinquième métatarsien. Ils sont plus gros qn'à l'état ordinaire ; l'intervalle qui les sépare est rempli par des parties molles.

Le 25 février 1829, V. Barré est accouchée d'une autre fille qui présentait exactement les mêmes difformités que sa sœur. En 1825, elle avait accouché d'un garçon bien conformé. Le père de cet enfant n'était pas le même que celui des petites filles.

La mère de cette femme n'avait aucune difformité ; mais son père n'avait aux pieds que le cinquième orteil gauche. La main ne possédait que le petit doigt ; la droite en était totalement dépourvue et se terminait par une espèce de tumeur ronde, molle, que l'on comparait au sein d'une femme.

Cet homme avait une sœur chez laquelle on remarquait des difformités semblables.

Obs. LX. — *Ectrodactylie héréditaire.* Le Dr Lépine (1), chirurgien de Chalons-sur Saône, transmet à l'Académie de médecine un nouvel exemple d'ectrodactylie. Le sujet de l'observation n'avait que trois doigts à chaque main et quatre orteils à chaque pied. La même anomalie existait chez son père. Il avait de plus donné naissance à un fils qui présentait le même vice de conformation.

(1) Prosper Lucas, Hérédité, t. I, p. 313.

3° *Syndactylie.*

Obs. LXI. — M. Deguise (1) présente une petite fille de 7 ans, dont les doigts annulaire et médius, sont réunis dans toute la longueur, et qu'il se propose d'opérer par le procédé de Didot (de Liége). La mère de cet enfant offrait également une palme dans toute la longueur de deux doigts de la main droite. Le grand-père en présentait une à la main gauche et une autre au pied droit. Enfin la grand'mère maternelle en avait une à la main droite et une au pied gauche.

Obs. LXII. — *Syndactylie congénitale* (2). — Dans la première génération du point de départ, la mère avait le troisième et le quatrième orteil palmés dans toute leur longueur, tandis que les doigts des pieds et des mains de son mari étaient exempts de cette anomalie.

Dans la deuxième génération qui se compose de sept enfants, issus de la première, quatre filles et trois garçons, aucun ne présente l'anomalie de leur père.

Dans la troisième génération, l'une des filles met au monde, entre autres enfants, une fille, l'aînée, dont le médius et l'annulaire de la main droite sont palmés comme les orteils de sa grand'mère. Une autre sœur a aussi parmi ses enfants une fille présentant la même difformité. Des trois garçons l'un d'eux à cinq enfants, parmi lesquels il y en a un qui présente également ce vice de conformation.

Dans la quatrième génération, l'un des arrière-petits-enfants, l'aîné des garçons, qui a aussi une palmature de l'annulaire et du médius de la main droite, est à son tour père de deux filles jumelles, dont l'une reproduit au pied droit l'anomalie des orteils de sa bïsaïeule et d'un garçon qui présente la même anomalie que celle de son père.

Art. II.—*Traitement des difformités congénitales des orteils.*

Nous avons peu de choses à dire sur le traitement des vices de conformation des orteils. La plupart sont en effet au-dessus des ressources de l'art.

Cependant, dans un cas d'ectrodactylie où les orteils extrêmes formaient la pince du homard, Gaillard, de Poitiers (Voyez obs. 38, p. 33), a essayé d'en réunir les deux branches, à l'aide de cautérisations successives, suivant le procédé de J. Cloquet.

(1) Soc. chirurg., 1847.
(2) Gaz. méd., 1863, Ext. de Bérigny.

On pourrait à la rigueur imiter la conduite de ce chirurgien, dans les cas où les branches de la pince seraient très-
divergentes et gêneraient considérablement la progression.

Mais, hâtons-nous de le dire, les faits de ce genre sont
très-rares, et, comme on a pu le voir par les exemples que
nous avons cités, les orteils extrêmes convergent presque
toujours l'un vers l'autre, en formant une espèce de pince,
dont les extrémités sont quelquefois tellement rapprochées
que, dans un cas, le sujet pouvait saisir une pièce de monnaie.

Il n'y a pas non plus à intervenir dans la syndactylie
congénitale : celle-ci, en effet, n'apporte que peu de difficultés dans la marche. D'ailleurs nous n'avons pu trouver
un seul exemple de ce vice de conformation où une opération, quelle qu'elle fût, eût été tentée.

Il en est de même de l'hypertrophie congénitale des orteils, sur le traitement de laquelle nous ne pouvons donner
aucun renseignement.

Que faire également dans l'atrophie congénitale, et dans
les difformités par diminution du nombre de leurs phalanges ? Rien évidemment.

La polydactylie, au contraire, peut, dans certains cas,
réclamer l'intervention du chirurgien : aussi nous y arrête-
rons-nous un instant.

Dans la pratique, il est important de distinguer deux
variétés de polydactylie. Tantôt, en effet, l'orteil surnuméraire consiste dans un appendice charnu, fixé sur le côté
du premier ou du cinquième métatarsion, et privé de mouvements et de phalanges, ou n'en possédant que de rudimentaires. Tantôt, au contraire, l'orteil surnuméraire prolonge la série normale, et ne diffère nullement des autres,
dont il possède aussi l'organisation. Il est évident que dans
ce cas on ne devra jamais avoir recours à l'amputation de
l'orteil surnuméraire. Celui-ci ajoute par sa présence à la
solidité de la station et de la progression. D'ailleurs l'extir-

pation d'un métatarsien n'est pas une opération facile, ni exempte de dangers. De plus est-on bien sûr, comme nous l'avons vu dans plusieurs observations, que le sixième métatarsien n'est pas soudé par sa base avec le cinquième?

Il n'en est pas de même de la première variété, dans laquelle l'orteil surnuméraire ne peut être qu'une source de difficultés dans la marche et le siége d'irritations douloureuses. Aussi la plupart des chirurgiens recommandent-ils d'intervenir.

Lorsque l'orteil superflu est fixé aux téguments par un pédicule, il suffit de pratiquer la section de ce dernier, soit avec le bistouri, soit avec des ciseaux. Si la faiblesse de l'enfant ne permet pas la moindre perte de sang, on aura recours au procédé de M. Guyon qui consiste à appliquer une ligature sur le pédicule et à sectionner immédiatement au-dessus de la ligature.

Lorsque l'orteil surnuméraire possède ses trois phalanges et s'articule avec le cinquième métatarsien, par une facette spéciale, il suffira d'en pratiquer la désarticulation, à l'exemple de M. Verneuil.

Ce chirurgien, dans un cas, a été obligé de recourir à la pince de Liston, pour sectionner la dernière phalange soudée avec le cinquième métatarsien.

On devrait agir de même si l'on se trouvait en présence d'un cas semblable.

Lorsqu'il y a bifidité du pouce et que les gros orteils sont disposés en forme de fourche, on pourrait, au lieu de pratiquer l'amputation de l'un d'eux, chercher à les réunir en établissant entre eux des adhérences solides, à l'aide de cautérisations successives, suivant le procédé de J. Cloquet.

Guersant (1) a eu l'occasion d'employer ce procédé et dit en avoir obtenu les résultats les plus satisfaisants.

---

(1) Notice sur la chirurgie des enfants, 1864-67.

SECONDE PARTIE

Des difformités acquises des orteils.

Tout état pathologique, survenu à une époque quelconque de la vie, et amenant un changement permanent, soit dans la forme, soit dans la direction ou les rapports des orteils, constitue une difformité acquise de ces organes.

Cette définition, comme tant d'autres, n'est certainement pas à l'abri de toute objection, mais elle a, selon nous, l'avantage d'éliminer d'un seul coup les nombreuses maladies, qui, pouvant affecter les orteils, n'amènent dans ces appendices que des modifications passagères.

D'après ce que nous venons de dire, il est évident que nous ne parlerons, ni des déformations dues à la présence de tumeurs osseuses ou cartilagineuses, ni de celles qui sont déterminées, soit par une fracture ou une luxation, soit par un écrasement des doigts, bien que ces lésions soient fréquemment la cause de difformités irrémédiables.

Nous passerons également sous silence toutes les tuméfactions inflammatoires aiguës ou chroniques, qui peuvent atteindre les diverses parties constituantes des orteils.

En résumé, nous n'aurons dans cette troisième partie de notre travail, à nous occuper que des difformités des orteils, produites par une des causes suivantes :

1° Pa *cicatrices vicieuses ;*

2° Par *rétraction des tendons ;*

3° Par *pression mécanique.*

Nous aurions pu dire quelques mots de la rétraction de l'aponévrose plantaire, mais les rares documents, que nous avons trouvés à ce sujet, sont complétement insuffisants, et ne nous permettent pas d'aborder ce point de la ques tion. Blandin est le seul qui l'ait signalée, comme pouvant occasionner la flexion forcée des orteils.

CHAPITRE PREMIER.

DES DIFFORMITÉS DES ORTEILS PAR CICATRICES VICIEUSES.

Cette espèce de difformités s'observe assez rarement aux pieds ; elle est de beaucoup plus fréquente aux mains. Les doigts sont, en effet, eu égard aux fonctions qu'ils remplissent, plus exposés que les orteils à l'action des divers agents extérieurs. Celle-ci a pour effet de produire une perte de substance plus ou moins considérable et la formation consécutive d'un tissu réparateur, cicatriciel.

C'est de cette façon qu'agit le traumatisme, plaies, blessures, contusions profondes. Mais de tous les agents extérieurs, ce sont les corps comburants qui déterminent le plus souvent cette espèce de difformité. Ce sont en effet les brûlures qui donnent lieu aux cicatrices les plus étendues, aux désordres les plus grands. Elles produisent soit l'extension ou la flexion forcée d'un ou de plusieurs orteils, soit l'adhérence de ces organes entre eux (*syndactylie accidentelle*).

Dupuytren (1) a vu les orteils renversés sur le cou-de-pied, par des cicatrices développées sur cette partie et consécutives à des brûlures ; il les a vus également fléchis par celles qui existaient près de la plante du pied, leur pointe ou même leur surface dorsale correspondre au sol, et la marche devenue par cela même impossible.

A. Cooper et Velpeau (2) ont observé des faits sembla-

(1) Leçons orales, t. IV.
(2) Méd. op., t. I.

bles. En 1832, ce dernier, alors chirurgien de la **Pitié**, a opéré par les incisions multiples et avec un succès complet, une femme âgée de 27 ans et qui portait une bride cicatricielle de la plante du pied.

Nous-même avons eu la bonne fortune de rencontrer un cas analogue, dont voici l'observation :

Obs. LXIII. — *Difformité double des orteils consécutive à une brûlure de la plante du pied.* L... (Marie), âgée de 56 ans, blanchisseuse, entre, le 5 juin 1869, à l'hôpital de la Charité, pour une arthrite rhumatismale du genou gauche. Elle est placée dans le service de M. Bourdon, salle Saint-Basile, n° 8.

Cette femme offre une difformité double des orteils consécutive à une brûlure profonde de la plante du pied. (Fig. 12 et 13.)

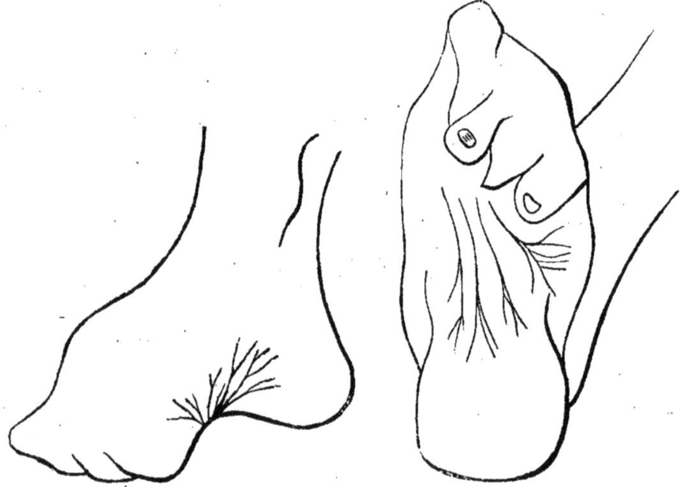

Fig. 12 et fig. 13. — Cicatrice de la plante du pied. — Difformité consécutive caractérisée par la flexion forcée des orteils et leur adhérence à la plante.

La malade était âgée seulement de 8 mois lorsque l'accident eut lieu. Elle raconte, d'après ce qui lui a été répété par ses parents, qu'assise devant le feu, elle reçut sur le pied des tisons enflammés.

La conformation des orteils n'est pas la même des deux côtés.

Le pied gauche, vu par sa face dorsale, paraît privé d'orteils. On pourrait, au premier aspect, croire que la malade a subi autrefois l'amputation en masse des orteils. Le pied représente, en effet, une sorte de moignon, limité par les têtes arrondies des métatarsiens; celles-ci sont placées suivant une ligne courbe, dirigée en arrière, en bas et de dedans en dehors. La tête du premier métatarsien fait une saillie considérable, qui limite en avant le bord interne du pied, et sur laquelle se voit un oignon lisse, rouge et assez douloureux à la pression. A ce niveau, la peau épaissie, indurée, glisse facilement sur l'os. Il est donc évident que sous l'oignon il existe une bourse muqueuse accidentelle, due au frottement continuel de l'empeigne du soulier.

Tout d'abord, il semblerait qu'il n'y a que quatre têtes métatarsiennes, mais un examen plus attentif permet de reconnaître qu'il y en a bien réellement cinq. Ce qui rendait l'erreur possible, c'est que la tête du quatrième métatarsien, beaucoup plus petite que celles des autres et en quelque sorte atrophiée, est située sur un plan postérieur à celles qu'occupent celles des troisième et cinquième métatarsiens. Elle est, en effet, placée en arrière de ces dernières à une distance de 1 centimètre et demi environ.

En examinant ce pied par sa face inférieure, on reconnaît que les orteils, fusionnés entre eux, et soudés à la plante, constituent une masse irrégulière, sur laquelle se voient trois sillons curvilignes à concavité interne.

Ces sillons, d'ailleurs très-superficiels et peu profonds, sont presque les seuls vestiges qui indiquent l'ancienne division des orteils, et qui permettent de distinguer assez bien le deuxième, le troisième et le cinquième. Il résulte de cet examen que les doigts fortement fléchis, luxés consécutivement au niveau de leur articulation avec les métatarsiens, se sont réunis à la plante par leur face inférieure et reposent sur la semelle du soulier par leur face dorsale.

Le gros orteil, dont on sent nettement les deux premières phalanges, est renversé comme les autres en bas et en dehors ; il est soudé par son extrémité digitale avec le deuxième orteil. Celui-ci est le moins endommagé, il est dirigé en dedans à la rencontre du gros orteil, en quelque sorte étalé et aplati sur la face intérieure du pied. Cet aplatissement est dû évidemment à la compression de ce doigt par le poids du corps sur la semelle des souliers, car, c'est presque uniquement sur lui que repose le pied dans la station ou la progression. Il existe à son extrémité un petit amas corné, vestige de l'ongle ; les autres orteils en sont totalement dépourvus.

Cette masse, résultat de la fusion des orteils et de leur réunion à la plante du pied, est reliée au talon par sa partie postérieure, à l'aide d'une bride épaisse, résistante, dont la rétraction considérable a non-seulement renversé les orteils, mais encore amené une exagération notable de la voûte du tarse. La hauteur de celle-ci est plus élevée, et la distance de ses piliers a au contraire diminué. Il existe donc à son niveau un vide profond, que la malade est obligée de combler par un tampon de ouate, pour pouvoir marcher.

Le pied droit offre également une difformité du même genre. Mais ici, la brûlure n'a intéressé que la face plantaire du gros orteil, et il n'y a que ce doigt qui a éprouvé un changement dans sa direction naturelle. Il existe, en effet, une bride cicatricielle très-forte et très-solide, qui réunit la portion interne du pied, au niveau de l'articulation métatarso-phalangienne. La rétraction de cette bride est telle, qu'elle a fléchi à angle droit les deux dernières phalanges de cet orteil sur la première, qui a conservé sa situation normale. Au niveau de cet angle se voit un durillon enflammé, sous lequel il y a une bourse muqueuse accidentelle.

Il n'y a que la portion la plus interne de la pulpe digitale qui soit intimement soudée au bord interne du pied, car immédiatement en dehors de la bride, elle est séparée de la plante par un sillon profond, dont le fond rouge est ulcéré en quelques points, par la matière irritante qui y est sécrétée.

Les autres orteils ne présentent rien de particulier.

Le froid excessif peut aussi donner lieu à une difformité des orteils par cicatrices vicieuses. Le travail qui suit la chute de l'eschare, produite par la congélation, a pour résultat la formation d'un tissu cicatriciel, qui se comporte comme celui qu'amènent les brûlures.

Si l'action du froid a été prolongée, tous les orteils peuvent être sphacélés.

Obs. LXIV. — M. Pigné (1) a montré les deux pieds d'un sujet qui présentait une absence accidentelle de tous les orteils. Ces deux moignons sont recouverts, depuis les malléoles, d'une peau qui, par sa ténuité et sa pâleur, est évidemment un produit de formation secondaire; ce qu'indiquerait, en outre, l'adhérence de ce tissu aux parties sous-jacentes. Les moignons sont terminés par une courbe régulière à convexité antérieure.

Au-dessous de la peau, les tendons des extenseurs et des fléchisseurs se confondent complétement dans le tissu cellulo-fibreux, qui unit la peau aux métatarsiens. Il est même impossible de les suivre au delà de la partie moyenne de ces derniers. Ces os sont terminés en avant par des renflements en champignon, qui unissent entre eux, d'une manière exacte, les trois premiers os du métatarse et les deux derniers d'une manière incomplète.

Tous ces métatarsiens sont courbés de haut en bas, de façon à présenter une vaste concavité qui regarde la plante du pied.

Avec l'auteur, M. Cruveilhier pense que cette difformité est le résultat d'une gangrène consécutive, soit à une brûlure, soit à une congélation.

Quant à la syndactylie accidentelle ou adhérence anormale des orteils entre eux, elle a beaucoup moins de gravité que celle qui atteint les doigts. Cela se comprend facilement, quand on songe aux fonctions si différentes que les uns et les autres sont distinés à remplir.

La coalescence des orteils n'entraîne pas avec elle de

(1) Société anatomique, 1847.

grandes difficultés dans la marche : aussi a-t-elle été négligée par la plupart des chirurgiens. Il n'en a pas été de même de la syndactylie des doigts; celle-ci a exercé de tout temps leur sagacité, et a été avec raison l'objet de leur sollicitude : ce qui explique les nombreux et ingénieux procédés opératoires, imaginés dans le but de rendre aux doigts, l'isolement nécessaire à l'accomplissement de leurs fonctions si délicates.

Les brûlures où les pertes de substance n'ont pas toujours une étendue tellement considérable, qu'elles laissent après elles, des difformités aussi prononcées que celles que nous avons indiquées, et qui sont pour ainsi dire au-dessus des ressources de l'art.

Dans quelques cas, elles ne donnent lieu qu'à la formation d'une bride cicatricielle, dont l'effet est de fléchir ou d'étendre plus ou moins un ou plusieurs orteils.

Le pied droit de la femme qui fait le sujet de l'observation 63, offre cette variété. Chez elle, le gros orteil est seul dévié par la présence d'une bride cicatricielle, qui, fléchissant ses deux dernières phalanges sur la première, les fixe au bord interne du pied.

Quoi qu'il en soit, c'est dans une des propriétés inhérentes au tissu inodulaire, qu'il faut rechercher la principale cause de ces sortes de difformités; nous voulons parler de la rétractilité. Une fois formé, le tissu cicatriciel se resserre continuellement dans tous les sens et attire vers lui, en les forçant, toutes les parties situées dans le voisinage. Cette puissance de rétraction est telle que, dans certaines circonstances, elle produit des déformations tout à fait inattendues. Elle n'a d'autres limites que celle d'un obstacle mécanique insurmontable. Plus la perte de substance est profonde et étendue, plus la force de rétraction est considérable.

Delpech (1), de Montpellier, pensait que cette propriété

(1) **Chirurgie clinique.** t. I.

du tissu inodulaire persistait pendant toute la vie, mais aujourd'hui la plupart des chirurgiens croient, au conraire, que, dans beaucoup de cas, elle diminue peu à peu et finit par disparaître, au bout d'un temps qui varie de quelques mois à plusieurs années.

C'est surtout, lorsque le travail de cicatrisation entre dans la seconde phase de son évolution, que ces difformités se produisent, c'est-à-dire, lorsque les éléments cellulaires subissent la transformation fibreuse, que le suc interposé aux fibrilles est résorbé, et que les vaisseaux atrophiés disparaissent.

D'après M. Decès (1), de Reims, une bride prendrait naissance toutes les fois que le tissu de cicatrice s'étend entre deux points, qui lui résistent également. Après avoir lutté en vain contre cette résistance, la rétraction s'en prend aux éléments mêmes de la cicatrice : « Elle les tend, les détache, les attire, les masse, et parvient ainsi à les faire saillir, et à en former une véritable bride. C'est alors que, trouvant une plus grande énergie dans le renforcement que cette addition lui a donné, et devenant plus puissante à mesure qu'elle se redresse, elle redouble d'action, lutte avec plus de succès et finit le plus souvent par dévier, par incliner, par rapprocher et par adosser même les organes les plus résistants et les plus solidement fixés. »

Il est une propriété des bourgeons charnus, sur laquelle nous devons nous arrêter également un instant, et qui nous donnera la clef de la syndactylie accidentelle ; nous voulons parler de la tendance à l'adhésion des granulations traumatiques.

En effet, grâce à cette propriété, les bourgeons charnus s'attirent mutuellement, s'agglutinent et se soudent entre eux. C'est là le mécanisme physiologique de la réunion par seconde intention. Mais, si, les granulations occupant un angle plus ou moins aigu, une commissure, par exemple,

(1) Restaurations des cicatrices vicieuses, 1839.

on ne cherche pas, par des moyens appropriés, à lutter contre cette force qui tend à les réunir, on verra celle-ci, nullement combattue dans ses effets, déterminer peu à peu la disparition de la commissure par l'accollement et la soudure définitive de ses lèvres. C'est ce qu'on observe malheureusement trop souvent pour les espaces interdigitaux : ceux-ci comblés par du tissu cicatriciel ont disparu, et les orteils sont continus, au lieu d'être distincts les uns des autres, comme à l'état normal.

Il est évident que la première indication à remplir, dans le traitement de la difformité des orteils, par cicatrices vicieuses, est de prévenir sa formation. Mais souvent l'incurie du malade et quelquefois aussi la négligence du chirurgien sont la cause de la difformité. Aussi est-il du devoir de ce dernier, de faire tous ses efforts, pour empêcher un tel résultat.

Pour prévenir la syndactylie des orteils, il ne suffit pas de tenir les orteils écartés, il faut encore agir directement sur l'angle interdigital, à l'aide d'une compression plus ou moins forte et appliquée sur le point de départ de la cicatrice. Pour cela, on se sert généralement d'une compresse étroite ou mieux d'une lanière en caoutchouc, que l'on place à cheval sur la commissure et que l'on serre suffisamment.

Amussat conseillait d'inciser, toutes les vingt-quatre heures, l'angle de réunion des deux surfaces suppurantes.

D'autres préconisent la cautérisation du fond de la commissure avec le nitrate d'argent, afin de déprimer les bourgeons exubérants.

Pour s'opposer à la formation des brides, on recommande le plus souvent de placer le pied dans une situation telle, que la cicatrice soit aussi étendue que la perte de substance cutanée et même plus étendue, si cela est possible, à cause de la grande rétractilité du tissu inodulaire.

On arrive à ce résultat, en donnant à la partie une position diamétralement opposée à celle qui favoriserait la cicatrisation de la plaie, par le rapprochement de ses bords. On maintiendra le pied dans cette position jusqu'à ce que la cicatrice soit devenue blanche et ferme, et, pour diminuer sa rétractilité, on pourra, selon les conseils de Dupuytren, avoir recours aux douches émollientes, ou faire usage d'embrocations huileuses, préconisées jadis par Fabrice d'Aquapendente (1).

Si, malgré l'emploi de ces moyens préventifs, la difformité s'est produite, il est du devoir du chirurgien d'intervenir par une opération variable, suivant les cas. La syndactylie accidentelle, simple, régulière, c'est-à-dire, sans changements dans la direction naturelle des orteils, n'a pas de résultats fâcheux, au point de vue de la progression : aussi peut-elle se passer de l'intervention chirurgicale ; mais il n'en est pas de même, lorsqu'il s'agit de brides cicatricielles, qui relèvent les orteils sur le dos du pied, ou les maintiennent fixés à la plante.

Une opération est devenue nécessaire. A quelle époque faut-il opérer ? En général, il ne faut pas tarder au delà d'une année, car, si l'on attendait plus longtemps, il pourrait en résulter des difformités irrémédiables. En effet, quand les brides cicatricielles se forment pendant l'enfance, les parties qu'elles intéressent, condamnées à l'immobilité, subissent un arrêt de développement ; les articulations sont le plus souvent intactes, mais les tissus péri-articulaires et les muscles restent enraidis et ne recouvrent pas facilement leurs mouvements.

Aux pieds, comme partout ailleurs, il y a trois méthodes opératoires pour arriver à la guérison des difformités par brides cicatricielles, ce sont : *l'incision, l'excision, et l'autoplastie.*

L'incision simple de la bride, sans enlever rien de son tissu, a donné quelques succès. H. W. Berend, chirurgien

(1) Fabrice d'aquapendente, Oribase, édition Daremberg, t. II.

allemand, cité par M. Panas (1), a rapporté un cas de contracture des orteils, suite de brûlure, et traité par lui avec
succès, au moyen de l'incision simple ; celle-ci fut suivie de
l'emploi d'un appareil orthopédique. La guérison était complète au bout de six mois.

Malgaigne a modifié ce procédé ; il pratique des incisions
multiples, qui divisent la bride en travers, dans toute sa
longueur et dans toute son épaisseur ; il étend ensuite les
orteils dans une direction opposée à celle que la bride leur
avait donnée, et les maintient écartés, à l'aide de bandages
ou d'appareils particuliers.

M. Décès (2) a imaginé le procédé, dit des coupes ondulées, et qui consiste à faire sur la bride cicatricielle des incisions en V, imbriquées ou mieux en zigzag. L'auteur dit
avoir eu recours à ce procédé plusieurs fois. Dans un cas,
il s'agissait d'un homme âgé de 28 ans, et porteur d'une
bride qui déviait le cinquième orteil en dedans, au point
de le coucher en travers sur le quatrième. La guérison fut
complète. M. Décès a revu son malade 18 mois après l'opération, dans un état très-satifaisant.

Quoi qu'il en soit, la méthode de l'incision expose aux
récidives.

L'excision n'a pas cet inconvénient, mais elle ne peut
être employée que dans les cas, où les brides sont très-
étroites. Disons-en cependant quelques mots.

Le procédé imaginé par Delpech consiste à pratiquer
deux incisions courbes, se regardant par leur concavité,
à enlever le tissu cicatriciel et à réunir ensuite par première
intention à l'aide d'une suture.

L'autoplastie est aujourd'hui la méthode la plus suivie.
Nous n'avons pas l'intention de décrire tous les procédés
plus ou moins ingénieux, qui ont été imaginés par les dif-

(1) Thèse de concours, 1863.
(2) Loc. cit.

férents auteurs. Nous dirons seulement qu'elle consiste, suivant les cas, à inciser ou à exciser la bride cicatricielle, et à tailler sur les téguments voisins un lambeau plus ou moins étendu, et que l'on fixe à l'aide de points de suture nombreux.

Cette méthode est loin de réussir dans toutes les circonstances où elle est employée, mais de toutes, c'est celle qui donne les résultats les plus satisfaisants.

CHAPITRE II.

DES DIFFORMITÉS DES ORTEILS PAR RÉTRACTION DES TENDONS.

Nous admettrons avec Mellet (1) trois variétés de cette espèce de difformités des orteils, suivant que l'action des muscles extenseurs et fléchisseurs s'effectue simultanément ou isolément.

1re VARIÉTÉ : *Difformités des orteils par rétraction des extenseurs et des fléchisseurs.*

Laforest (2), chirurgien de Louis XIV, est le premier qui ait signalé cette variété ; mais, c'est Boyer (3) qui en a donné la description la plus exacte, et en a indiqué nettement la cause.

La position de l'orteil dévié est caractéristique. Voici en quoi elle consiste : La première phalange est dans l'extension et forme avec la face dorsale du pied un angle obtus, qui se rapproche plus ou moins de l'angle droit. Les deux autres phalanges sont dans la flexion forcée ; la dernière est tellement contournée qu'elle repose sur le sol par son extrémité ongulée.

(1) Manuel pratique d'orthopédie, 1844.
(2) Art. de soigner les pieds, 2e édition, 1782.
(3) Traité des maladies chirurgicales, 1814.

En résumé, l'orteil, dont la direction naturelle est changée, prend la forme dite en cou de cygne.

Il résulte de la disposition respective des phalanges un angle saillant, situé à l'union de la première avec la seconde. C'est sur cet angle qu'appuie et que frotte l'empeigne de la chaussure : aussi existe-t-il presque toujours en ce point un durillon volumineux, sous lequel s'est formée une bourse muqueuse accidentelle. M. Fano (1) a montré à la Société de chirurgie un deuxième orteil qu'il avait amputé, et qui présentait à un haut degré la difformité dont nous parlons. L'articulation de la première phalange avec la seconde était saine, mais sur sa face dorsale il existait un nodule cartilagineux, développé dans l'épaisseur du tendon de l'extenseur, et faisant l'office d'os sésamoïde. Entre ce tendon et la peau, se trouvait une bourse muqueuse enflammée, offrant un orifice fistuleux, entouré d'un épiderme épais.

Comme on le voit, par l'exemple que nous venons de citer, la bourse muqueuse peut s'enflammer et devenir le point de départ d'accidents plus ou moins sérieux, surtout si elle communique, ce qui a lieu assez fréquemment, avec l'articulation sous-jacente. Dans tous les cas, le durillon est le siége de douleurs quelquefois intolérables, qui rendent la marche difficile, sinon impossible. Mais les souffrances sont bien plus vives encore, lorsque l'ongle de l'orteil déformé, appuyant sur le sol, soit par son extrémité, soit par sa face dorsale, comprime douloureusement les papilles nerveuses sous-jacentes. C'est dans de telles conditions que la difformité nécessite l'exemption militaire.

D'après Boyer, la seule cause de la déviation de l'orteil est la rétraction simultanée des extenseurs et des fléchisseurs. Le tendon de l'extenseur a pour effet, d'entraîner la première phalange en haut et en arrière vers la face dorsale

(1) Union médicale, 1855.

du pied. Le tendon du fléchisseur exerce au contraire son action sur les deux dernières phalanges, qu'il porte en bas et en arrière.

La déviation verticale des orteils est le plus souvent partielle, et frappe plus fréquemment le troisième et surtout le deuxième orteil que les autres.

Les observations suivantes compléteront ce que nous avons à dire sur les caractères de la difformité, dont il est question.

Obs. LXV. — *Déviation verticale symétrique du second orteil* (M. H. Liouville, interne des hôpitaux). Le nommé X..., âgé de 60 ans, manouvrier, de belle stature (taille 1^m,70), offre une double déviation symétrique du deuxième orteil, qu'il dit avoir depuis son enfance. Il ajoute : qu'habitué à cette conformation vicieuse du pied, il marchait cependant sans beaucoup de difficulté et pouvait vaquer aux travaux pénibles, que nécessitait sa profession. Entré à la Pitié pour une pneumonie ataxique, il meurt en juillet 1869.

La difformité est exactement la même aux deux pieds, et voici quels sont ses caractères : Les orteils sont disposés sur deux plans, l'un inférieur, constitué par le premier, le troisième, le quatrième et le cinquième orteils, l'autre supérieur, formé uniquement par le second, qui s'élève de 2 centimètres au-dessus des autres. Ceux-ci constituent à eux seuls le *pied utile*, qui, vu sur sa face plantaire, paraît ne posséder que quatre orteils.

La première phalange du deuxième est dans l'extension, les deux autres phalanges sont dans la flexion. Il existe un angle saillant au niveau de l'articulation de la première avec la deuxième. En ce point on remarque un durillon volumineux et une bourse muqueuse sous-jacente.

La direction du second orteil, dont la longueur est de 5 centimètres et demi, est singulière. A l'union de la deuxième phalange et de la première, il se coude pour se porter, par une inclinaison latérale, en dedans sur la racine du gros orteil, et forme ainsi une sorte de crochet, embrassant dans sa concavité la première phalange de ce dernier, sur laquelle il est placé comme à cheval.

Le gros orteil, dont la longueur est de 9 centimètres, est porté fortement en dehors et en contact immédiat avec le troisième, remplissant ainsi l'espace que devrait occuper le second. Son articulation métacarpo-phalangienne fait sur le bord interne du pied une saillie proéminente, arrondie, au niveau de laquelle se voit des deux côtés un oignon plus volumineux à gauche, où il est calleux, d'aspect corné et d'une hauteur de 2 centimètres.

Toutes les jointures jouent assez bien ; il n'y a pas d'ankylose. Cependant, en imprimant aux articulations métacarpo-phalangiennes des deux premiers orteils, à celles de la première et de la deuxième phalange du gros orteil, on perçoit des craquements, indices de rugosités sur les surfaces diarthrodiales.

Celles-ci sont en effet déformées, dépourvues çà et là de cartilage, et surmontées ailleurs d'aspérités rugueuses.

Les mains ne présentent rien de particulier. Leurs articulations ne sont pas altérées.

Obs. LXVI. — *Déviation verticale du second orteil.* — *Déviation latérale consécutive du gros orteil.* (Professeur Broca.) — M. C..., étudiant en médecine, âgé de 27 ans, a toujours porté des chaussures trop courtes et trop étroites, et fait remonter à l'enfance la difformité qu'il présente. Le second orteil n'a plus sa direction ni sa position normales : il est relevé ; sa première phalange est dans l'extension, les deux autres dans la flexion. Dans sa totalité, il est atrophié ; ses articulations sont intactes et non ankylosées.

Le gros orteil, qui n'est plus soutenu par le suivant, est rejeté fortement en dehors et en contact avec le troisième. Oignon calleux au niveau de l'articulation métacarpo-phalangienne.

Si la difformité est reconnue dès le début, on peut espérer la faire disparaître à l'aide de certaines précautions que nous allons indiquer, mais, lorsqu'elle est ancienne et que les surfaces articulaires sont déformées, ces moyens échouent toujours, et pour y rémédier, une opération est nécessaire.

Si la déviation est légère et tout à fait récente, Mellet conseille d'exercer sur l'orteil dévié des manipulations, répétées plusieurs fois par jour, et faites dans le but d'allonger le plus possible les tendons rétractés. Dans l'intervalle des manipulations, il est indispensable de placer l'orteil étendu sur une attelle, et de l'y fixer à l'aide de quelques tours de bande.

Mellet avait imaginé, dans le même but, un brodequin, dont la semelle était en bois et dont l'empeigne, après avoir recouvert le cou-de-pied, se terminait un peu en avant des articulations métatarso-phalangiennes. L'orteil dévié était fixé sur la semelle, qui présentait pour cet usage deux fentes longitudinales, destinées à laisser passer les liens contentifs.

Ces moyens orthopédiques sont le plus souvent insuffisants. Pour être efficaces, il faut qu'ils soient continués pendant un temps fort long, et exigent par conséquent du malade une persévérance qu'on ne rencontre jamais. D'ailleurs, leur emploi est très-borné, et ils ne peuvent être utiles, que lorsque la déviation récente et peu prononcée n'entraîne pas pour le malade de grandes difficultés dans la marche. Et, comme le fait remarquer Malgaigne (1), dans ces circonstances les malades en général ne s'inquiètent guère de la physionomie de leurs orteils ; ils n'y font attention que lorsque les modifications qu'elle subit, deviennent la cause de douleurs plus ou moins vives. Mais alors, l'orthopédie est impuissante à corriger la difformité, et il faut recourir à l'instrument tranchant. Boyer (2) recommande de pratiquer l'excision du tendon extenseur ; mais, si les surfaces articulaires sont tellement déformées, qu'après la résection du tendon l'orteil ne peut reprendre sa direction et sa position, il n'y a plus qu'un seul moyen à opposer à la difformité, c'est l'amputation. Boyer l'a pratiquée avec un succès complet chez un jeune homme de 17 à 18 ans, dont trois orteils de l'un et de l'autre pied avaient une direction extrêmement vicieuse. Velpeau (3) y recourait volontiers et l'a faite cinq fois également avec succès. Malgaigne a eu aussi l'occasion de la pratiquer deux fois.

Un de ses malades qui l'avait subie à un pied, vint la réclamer pour l'autre, disant qu'il n'y avait nulle compensation, entre la douleur passagère d'une amputation rapidement exécutée, et la torture continuelle, où le mettait sa difformité.

M. Gosselin, chirurgien à l'hôpital de la Charité, a amputé récemment le second orteil dans les circonstances suivantes .

Obs. LXVII. — *Déviation verticale du deuxième orteil du pied gauche. — Inflammation, suppuration et fistule de la bourse muqueuse accidentelle développée sous un durillon.* (M. Monod, interne des hôpitaux.) — Le nommé

(1) Leçons d'orthopédie, 1862.
(2) *Loc. cit.*
(3) Méd. opér.

C..., âgé de 17 ans, bien constitué, entre à l'hôpital de la Charité, le 21 juin 1869. Il est couché au n° 27 de la salle Sainte-Vierge, service du professeur Gosselin. Ce malade offre une difformité du second orteil du pied gauche, dont il fait remonter l'origine à plusieurs années. La phalangette est en flexion permanente sur la deuxième, disposition qui rappelle ce que l'on a décrit sous le nom d'orteil en marteau. Le redressement presque impossible ne se fait que dans de faibles limites. Les autres orteils ne présentent rien à noter.

Au sommet de l'angle, formé par la flexion de la phalangette sur la deuxième phalange, la peau offre un épaississement marqué. Il existe là un durillon, au centre duquel se voit un orifice fistuleux, donnant issue à un liquide séro-purulent.

Le stylet, introduit dans cette ouverture, permet de constater un décollement assez étendu de la peau, mais nulle part une dénudation osseuse. Il est évident que le frottement de la chaussure a développé en ce point une bourse muqueuse accidentelle, qui s'est enflammée et a suppuré. Restait à savoir, si l'articulation sous-jacente était intacte. L'exploration par le stylet nous a montré qu'elle était saine.

Déjà, à plusieurs reprises, la guérison avait été tentée ; on avait déjà réussi plusieurs fois à supprimer la suppuration et à oblitérer la poche, mais le mal avait toujours récidivé. Aussi le malade est-il décidé à en finir par une opération radicale. L'amputation proposée et acceptée est pratiquée, le 26 juin (incision elliptique, lambeau plantaire). La cicatrisation est rapide, et le malade quitte l'hôpital le 13 juillet.

L'examen de la pièce a montré que l'articulation phalangienne sous-jacente au durillon ne présentait aucune altération.

Quoi qu'il en soit, ce ne sera qu'en dernier ressort, et lorsque tous les autres moyens auront échoué, que le chirurgien se décidera pour l'amputation de l'orteil dévié. Ces sortes d'amputation, dites de *fantaisie* ou de *complaisance*, ne doivent en effet être pratiquées, que lorsqu'il y a nécessité absolue. « On a vu en effet, dit Dupuytren, de simples amputations de doigts ou d'orteils, pratiquées pour une difformité quelconque, être suivies de tétanos, de délire nerveux, de gangrène et de symptômes généraux, qui emportaient les malades au bout de quelques jours. »

Hervez de Chégoin (1) a vu dans le service de Dupuytren l'amputation d'un orteil, être suivie de mort.

(1) Soc. de chir., 1865.

La section seule du tendon étant insuffisante et exposant à des récidives, il faut recourir à l'excision et la pratiquer, d'après les préceptes posés par Boyer.

Voici comment ce chirurgien opéra sur un jeune homme de 18 ans, dont le cinquième orteil gauche offrait la difformité dont il est question.

Après avoir incisé la peau dans une étendue d'un pouce et demi environ et sur le trajet du tendon, il fit la section transversale de ce dernier, au niveau des deux extrémités de la plaie, et enleva ainsi un fragment de tendon, d'une longueur égale à celle de l'incision.

Il n'est pas indifférent de faire la première section à l'un ou à l'autre angle de la plaie ; il faut toujours commencer par couper le tendon, du côté du corps charnu du muscle, qui, sans cette précaution, entraînerait sous les téguments une partie de celle qu'on se proposait d'enlever.

L'opération terminée, il suffit de placer l'orteil dans sa position normale sur une attelle, et de l'y maintenir fixé, le plus longtemps possible.

Dans ces derniers temps, on a proposé la section souscutanée du tendon fléchisseur, et M. Guyon, chirurgien de l'hôpital Necker, a eu l'occasion de la pratiquer dernièrement. Voici cette observation, que nous devons à l'obligeance de notre collègue et ami, M. Reverdin.

Obs. LXVIII. — B..., marchand de vins, âgé de 31 ans, entre le 22 mai 1869, à l'hôpital Necker, pour des troubles des fonctions urinaires, dus apparemment à une production syphilitique des enveloppes de la moelle, et rapidement améliorés par un traitement approprié. Il présente en outre une double difformité des orteils, qui, au dire du malade, existerait chez tous les membres de sa famille, du côté de son père. Voici en quoi elle consiste : la direction normale des seconds orteils est changée ; il y a extension permanente de la première phalange sur le métatarse et flexion des deux autres. L'orteil a ainsi la forme d'une griffe. La peau de la face plantaire paraît raccourcie et se tend fortement, quand on essaye d'étendre la première phalange sur la deuxième.

L'orteil du pied gauche a été opéré par M. Chassaignac ; le malade avait alors environ 15 ans ; il s'était formé sur l'articulation de la deuxième phalange avec la première un petit durillon, au-dessus duquel existait une bourse muqueuse. Celle-ci s'enflamma et suppura. Le tendon du fléchisseur a été sectionné, et le malade s'en est bien trouvé, quoique l'orteil soit encore un peu recouvert par le premier, et que la peau de la face plantaire n'ait pas repris beaucoup de souplesse.

L'orteil n'a jamais été opéré ; c'est celui qui présente la disposition que nous avons indiquée plus haut. Les deux orteils voisins tendent à se rapprocher au-dessus de lui et à le recouvrir. Cette difformité gêne beaucoup le malade dans la progression, parce que l'articulation de la première phalange avec la seconde très-saillante est comprimée par la chaussure, et que la dernière phalange porte sur la semelle par son extrémité unguéale. Il n'y a pas de durillon.

Le malade demandant à être opéré, M. Guyon pratique la section sous-cutanée du tendon fléchisseur, au niveau de la première phalange. Il place ensuite l'orteil dans sa position normale, et le fixe sur une attelle, percée de de deux fentes latérales pour le passage de la bande.

L'opération, faite le 28 juillet 1869, n'a été suivie d'aucun accident fâcheux ; la cicatrisation eut lieu d'une façon régulière.

Le 6 août, on enlève l'appareil ; l'orteil est en partie redressé, mais l'ongle, formé par l'articulation de la première avec la seconde phalange, fait toujours une saillie légère.

Nous n'avons pas la fin de cette observation ; aussi ne sommes-nous pas fixé sur la valeur de cette méthode.

2e VARIÉTÉ : *par rétraction des fléchisseurs seuls.*

La rétraction des fléchisseurs a nécessairement pour conséquence la flexion forcée des orteils. Celle-ci est partielle ou générale. Dans le premier cas, elle atteint le plus souvent le deuxième ou le troisième, quelquefois ces deux orteils à la fois. Mellet dit l'avoir rencontrée surtout au quatrième orteil.

Lorsqu'elle porte sur le second orteil, elle existe ordinairement aux deux pieds, et alors elle est congénitale et souvent héréditaire. M. Brierre de Boismont (1) a vu trois membres d'une famille, chez lesquels deux orteils étaient de naissance fléchis et placés sous les autres. M. Broca

_____

(1) Soc. chir., 1852.

rencontré dans les mêmes circonstances la flexion forcée du second orteil; la difformité se trouvait avec les mêmes caractères chez deux des frères du sujet, soumis à son examen.

On pourrait se demander si, dans les exemples que nous venons de citer, la flexion des orteils est due véritablement à une rétraction tendineuse, ou plutôt à une anomalie dans les tendons fléchisseurs.

La note suivante, qui nous a été remise par M. le Dr Terrier, prosecteur de la Faculté, vient à l'appui de cette dernière opinion : « Sur un sujet dont les petits orteils étaient fortement fléchis, l'auteur a constaté une absence complète du faisceau du court fléchisseur des orteils. De plus, le tendon correspondant du long fléchisseur commun était fort grêle, et se perdait, au niveau de l'articulation métatarso-phalangienne, dans un tissu fibreux dense et serré, dépendant du bourrelet glénoïdien correspondant.

« La gaîne fibreuse destinée au tendon du long fléchisseur, était en partie comblée par des tractus de même nature, très-résistants, et qui maintenaient l'orteil dans la flexion exagérée.

« Les articulations phalangiennes et métacarpo-phalangiennes n'étaient pas ankylosées. »

Plusieurs causes peuvent donner naissance à la difformité en question. Mais la plus fréquente, sans contredit, est l'abus des chaussures trop courtes. Une conformation particulière des pieds, normale chez certains individus, et qui favorise étrangement la déviation dont il s'agit, est l'excès de longueur du deuxième orteil, qui dans quelques cas dépasse même le premier. On a fait de cette disposition anatomique, qui dépend tout simplement de la longueur plus grande du second métatarsien, un des caractères les plus essentiels de la beauté du pied. Mais Laforest (1)

(1) *Loc. cit.*

plaint avec raison les personnes, qui naissent avec cette conformation, car elle prédispose, comme nous allons le voir, à la flexion forcée du second orteil.

Camper (1), en effet, a prouvé que, péndant la marche ou la station prolongée, la voûte du tarse s'abaissait et que le pied s'allongeait. Il résulte de là que, si la chaussure est trop courte, le deuxième orteil qui occupe le sommet de la pointe du pied, est comprimé, durant la progression, par l'empeigne du soulier· Sa gracilité et les trois articulations qu'il possède, l'empêchent de résister à la pression continuelle qu'il subit. Il est donc refoulé en arrière et, par suite, il se fléchit de plus en plus. Bientôt, grâce à l'immobilité complète, à laquelle il est condamné, les tissus albuginés périarticulaires, les tendons fléchisseurs eux-mêmes, se rétractent et portent la flexion à son maximum.

De plus, le gros orteil subit également l'influence de la chaussure ; nullement soutenu en dehors par le second orteil, il s'incline dans ce sens et la déviation verticale du deuxième orteil se complique de la déviation latérale du premier.

Si la difformité est légère et ne fait pas de progrès, la marche n'est nullement entravée. Mais il est loin d'en être toujours ainsi. Elle s'accentue de plus en plus ; la flexion augmente insensiblement, et l'extrémité de l'orteil ou de l'ongle appuie sur le sol : il en résulte des douleurs atroces, durant la progression ou la station. La matrice de l'ongle, comprimée, refoulée, devient le siége de souffrances intolérables, qui condamnent le malade à l'inaction la plus complète.

Dans le principe, cette difformité peut être corrigée par l'usage de larges chaussures et par le repos absolu. Mais, si elle est ancienne, les articulations sont déformées et l'or-

(1) Dissertation sur la meilleure forme des souliers, traduit du hollandais par Jansen, 1791.

teil conserve à jamais sa direction vicieuse. Dans quelques cas, les jointures sont ankylosées, soudées, et l'on briserait plutôt les phalanges que de redresser l'orteil.

Le seul moyen, par lequel on puisse faire disparaître la difformité et les douleurs qu'elle engendre, est la section sous-cutanée des tendons fléchisseurs. Dans les cas extrêmes, on est obligé de recourir à l'amputation de l'orteil ou des orteils déviés.

La ténotomie des tendons fléchisseurs, préconisée par Delpech (1) et par Velpeau (2), a été pratiquée assez rarement. Syme (3) est le premier qui l'ait faite pour remédier à une rétraction, suite d'une ancienne inflammation. La section du tendon eut lieu au niveau de la face inférieure de la première phalange. L'opération a été suivie d'un entier succès.

Diffenbach, au dire de Bouvier (4), l'aurait pratiquée deux fois et également avec un plein succès.

Disons quelques mots de la flexion forcée des orteils, suite de l'immobilité prolongée.

Certaines affections des membres inférieurs, les fractures compliquées, les abcès sous-périostiques, par exemple, nécessitent, pour qu'elles disparaissnet, l'immobilité absolue pendant un temps quelquefois fort long. Celle-ci a pour premier effet de déterminer de la raideur articulaire, mais bientôt les ligaments et autres tissus fibreux, qui entourent les articulations condamnées au repos, s'indurent, s'épaississent et se rétractent. Aux orteils, cette rétraction, vu l'insertion des ligaments par rapport au centre du mouvement, a pour conséquence la flexion de ces appendices.

Les tendons eux-mêmes, si l'immobilité est continuée

---

(1) Précis des maladies chirurg.
(2) *Loc. cit.*
(3) Arch. gén. de méd., 3ᵉ série, t. I.
(4) Mém. de l'Acad. roy. de méd., t. VII.

pendant un temps très-long, se raccourcissent, se rétractent ; les muscles perdent leur couleur rouge, deviennent graisseux ou subissent la transformation fibreuse. Les articulations ne sont pas non plus exemptes d'altérations ; la synovie diminue peu à peu et disparaît. Les cartilages, qui ne sont plus soumis aux pressions indispensables à leur nutrition, se résorbent, et des adhérences osseuses peuvent s'établir entre les surfaces articulaires.

Pour éviter ces accidents, le chirurgien devra s'opposer au développement de la difformité, en imprimant de temps en temps des mouvements aux articulations ; c'est le traitement prophylactique. Si la flexion existe déjà depuis un certain temps, s'il y a des phénomènes inflammatoires, des cataplasmes laudanisés, des fomentations émollientes, des pédiluves, des bains généraux, sont les moyens à employer ; ils peuvent, dans bien des circonstances, rendre de grands services. Mais quand la difformité est très-ancienne et l'ankylose des jointures complète, il est évident qu'il n'y a plus rien à tenter ; si, au contraire, il existe encore un certain degré de mobilité dans les articulations, on peut espérer leur rendre les mouvements d'autrefois. On arrivera à cet heureux résultat, en imprimant peu à peu des mouvements aux jointures malades. Ces mouvements, *curatifs*, comme les appelait Malgaigne, doivent être dirigés avec intelligence. Voici comment ce chirurgien procédait à leur exécution : il fléchissait et étendait l'articulation lentement, doucement, toujours sans secousses, jusqu'à ce que le malade poussât un cri de douleur.

La durée de ce traitement est fort longue : aussi devra-t-on mettre une grande persévérance dans son application, si l'on veut obtenir un succès complet.

La guérison est assurée, si l'on se conforme aux préceptes posés par Malgaigne.

Pour rendre aux muscles leur tonicité en partie perdue, on pourra avec avantage recourir à la faradisation.

3e VARIÉTÉ : *Par rétraction des extenseurs seuls.*

La rétraction des tendons extenseurs a pour effet de renverser en arrière et en haut, sur le cou-de-pied, l'orteil ou les orteils auxquels ils se rendent. La difformité porte surtout sur le gros orteil. Dans ce cas, elle est rarement isolée, et coïncide le plus souvent avec la déviation en dehors de cet orteil ; on voit alors le tendon de l'extenseur se dessiner parfaitement sous la peau, et former une courbe à concavité externe.

La difformité est quelquefois générale, et frappe tous les orteils à la fois ; c'est ce que M. Duchenne (de Boulogne) a décrit sous le nom de *griffe pied creux*, par excès de l'action des extenseurs des premières phalanges. Mais, dans ce dernier cas, il y a en même temps paralysie des muscles interosseux, fléchisseurs et abducteurs des orteils.

Quoi qu'il en soit, l'espèce de déviation dont nous parlons, réclame, à peu de chose près, le même traitement que nous avons indiqué, pour la première variété. Si la difformité est ancienne et peu prononcée, des manipulations, répétées chaque jour et pendant un temps très-long, pourront parfois arrêter son développement ; de plus, il faudra maintenir, nuit et jour dans sa position et direction normales, l'orteil dévié, que l'on fixera solidement sur une attèle ou une semelle de bois, à l'aide de plusieurs tours de bande.

Mais ces moyens palliatifs échoueront le plus souvent : aussi devra-t-on recourir à l'excision des tendons avant que les surfaces articulaires soient déformées.

Dans les cas extrêmes, le seul moyen qui restera à la disposition du chirurgien sera l'amputation de l'orteil dévié,

(1) Electricité localisée, p. 901.

CHAPITRE III

DES DIFFORMITÉS DES ORTEILS PAR PRESSION MÉCANIQUE.

ART. Ier. — *Aperçu historique.*

Malgré la fréquence extrême de ces difformités, la plupart des auteurs, s'ils ne les ont pas méconnues, ont négligé au moins d'en donner la description. Malgaigne, avant d'être chirurgien à l'hospice de Bicêtre, établissement où elles sont en grand nombre, ne se doutait nullement de leur existence.

Cependant les accidents variés et quelquefois fort graves, qui en sont la conséquence, nous font un devoir d'appeler sur elles l'attention et la sollicitude des praticiens.

Dejà Rousselot (1), en 1769, avait remarqué que les chaussures trop courteset trop étroites forçaient les orteils, à se replier sur eux-mêmes, et à se pelotonner les uns sur les autres.

Mais la première mention un peu étendue, qu'on trouve sur cette matière, est consignée dans l'ouvrage de Laforest. Dans la planche II de *l'Art de soigner les pieds*, il a figuré un gros orteil tellement incliné en dehors, qu'il va toucher le troisième par-dessus le second. Il donne également le dessin d'un autre pied, dans lequel le cinquième orteil, fortement déjeté en dedans, est placé comme à cheval sur le quatrième. Selon lui, la déviation en dehors du gros orteil, serait le fâcheux privilège des sujets, qui ont naturellement cet orteil plus long que le deuxième, et reconnaîtrait pour cause déterminante l'emploi des chaussures courtes et étroites.

Boyer, (2), Gerdy (3), Velpeau (4), Blandin (5) ne font

---

(1) Toilette des pieds, 1769.
(2) *Loc. cit.*
(3) Anat. des form. extér. du corps humain, 1829.
(4) Anat. chirurg., t. II, 1838.
(5) Anat. topograph., 1834.

qu'indique cette difformité. Pour ces auteurs, l'étroitesse des chaussures n'altère pas seulement la forme des orteils, elle en change aussi la direction, et, tandis qu'elle repousse le premier orteil en dehors, elle ramène en dedans les deux derniers, et effile en pointe l'extrémité des pieds, toujours large au moment de la naissance, par la divergence des doigts.

Mellet (1), dans son traité d'orthopédie, accorde quelques lignes à cette déviation des orteils, et en particulier à celle du premier. Il admet également l'influence fâcheuse des chaussures trop étroites sur la production de cette difformité, et explique ainsi sa plus grande fréquence chez la femme que chez l'homme. Il pense, de plus, que l'inclinaison du gros orteil en dehors doit amener à la longue une atrophie du côté externe de l'articulation métatarso-phalangienne et une hypertrophie de son côté interne, altérations qui opposent une grande résistance au redressement de l'orteil.

Ashton (2) dit aussi quelques mots de la déviation latérale du gros orteil. Il pense que l'affaiblissement du ligament latéral interne est la cause essentielle de la difformité. Cet affaiblissement serait, selon lui, déterminé par la présence de petits kystes, développés dans l'épaisseur même du ligament. Une figure, jointe au récit, montre en effet ces kystes en voie de formation.

En 1852, M. Broca (3) s'est aussi occupé de cette question, qu'il a traitée de main de maître. Parmi les nombreuses communications qu'il a faites aux diverses sociétés savantes, il en est une d'une importance capitale, et à laquelle nous avons largement emprunté, pour la rédaction de ce travail. Personne, en effet, avant lui, n'avait étudié avec autant de soin l'état anatomique des parties malades,

(1) *Loc. cit.*
(2) Med. Times, septembre 1852.
(3) Soc. anat., 1851.

et montré avec autant de clarté et d'exactitude, les nombreuses variétés de ce genre de difformités des orteils.

La même année, parut sur le même sujet un mémoire de Malgaigne, inséré dans la *Revue médico-chirurgicale*, et dans lequel l'auteur expose son opinion sur le mode de développement de la difformité, dont il s'agit. Il repousse l'étiologie admise par presque tous les chirurgiens, c'est-à-dire la pression mécanique des chaussures, et fait jouer le plus grand rôle à la faiblesse naturelle du ligament latéral interne, à la rétraction musculaire, à la présence de l'oignon, et enfin aux diathèses goutteuse et rhumatismale.

Mais, disons-le de suite, Malgaigne a confondu deux espèces de difformités, qui diffèrent cependant beaucoup, quant à leurs caractères et leur nature: celles qui ne sont que le résultat de la pression mécanique et prolongée des chaussures et celles qui ne sont qu'une manifestation de la diathèse goutteuse ou rhumatismale. Comme nous le verrons plus loin dans le cours de ce travail, ces deux espèces de difformités ont un aspect et des caractères si différents, qu'il est impossible de les confondre, pour peu qu'on les observe avec attention et sans parti pris.

Art. II. — *Etiologie, mécanisme.*

Le pied se compose d'une partie fixe, le tarse et le métatarse, et d'une partie mobile, les orteils. C'est sur ces derniers que s'exerce principalement l'action des chaussures.

D'après Camper (1), celles-ci agiraient de la façon suivante : la voûte du tarse s'abaissant et le pied s'allongeant durant la station ou la progression, il en résulte que le talon est porté en arrière et les orteils poussés en avant.

Si les chaussures sont larges et suffisamment longues, les doigts peuvent se placer commodément, et sans changer de

(1) *Loc. cit.*

position ; mais si elles sont trop courtes, les orteils sont refoulés en arrière, et obligés de prendre une direction, oblique par rapport à l'axe du pied, et comme généralement, c'est le gros orteil qui est le plus long, c'est par lui que commence la déviation ; il s'incline donc en dehors.

Et si en même temps les chaussures sont trop étroites, les orteils sont obligés de chevaucher les uns sur les autres, et de se placer un peu comme ils peuvent.

De cette double action, dans le sens de la longueur et dans le sens de la largeur, il résulte que les orteils convergent vers l'axe du pied, et se disposent suivant deux couches, l'une dorsale et l'autre plantaire.

Art. III. — *Caractères et variétés.*

La constitution de ces couches n'a rien de fixe, et la disposition la plus fréquente est la suivante : M. Broca l'a rencontrée 14 fois sur 22. La couche supérieure est formée par le deuxième et le quatrième orteil, et l'inférieure par les trois autres. Cette variété est représentée par le dessin ci-dessous.

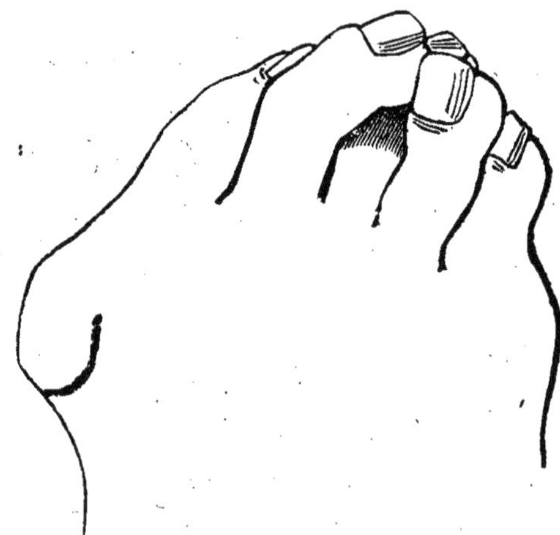

Fig. 12. — Pied droit de la femme qui fait le sujet de l'observation suivante, vu par sa face dorsale.

Obs. LXIX. — Pied droit d'une femme de 50 ans. Les orteils sont placés sur deux couches; la couche dorsale est formée par le deuxième et le quatrième; la couche plantaire est constituée par les trois autres.

Ceux-ci se touchent du côté de la plante du pied.

Oignon volumineux, lisse, reposant sur une bourse muqueuse qui communiquait par une ouverture étroite, avec la synoviale de l'articulation métatarso-phalangienne.

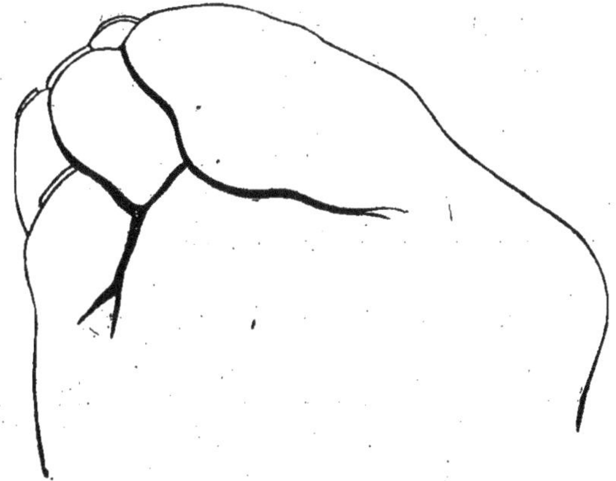

Fig. 15. — Pied droit du sujet précédent, vu par sa face plantaire.

Autre exemple de cette variété.

Obs. LXX. — La nommée X..., journalière, âgée de 58 ans, entre, le 20 avril 1869, à l'hôpital de la Pitié, pour se faire opérer d'un épithélioma de l'angle interne de l'œil droit. Elle présente en outre une difformité double et symétrique des orteils. Ceux-ci sont placés sur deux plans, l'un supérieur, formé par le deuxième et le quatrième; l'autre inférieur, constitué par le premier, le troisième et le cinquième orteils. Ce dernier, fortement rejeté en dedans, est totalement recouvert par le quatrième.

Oignon calleux et volumineux au niveau de la tête métatarsienne.

La variété précédente, nous l'avons dit, est celle qui s'observe le plus souvent, mais toutes les autres combinaisons sont possibles. Cependant, jamais le troisième et le quatrième orteil ne sont déviés seuls, du moins par l'action des chaussures. Et, cela se comprend facilement, puisque l'effort de celles-ci ne se fait sentir que sur les orteils extrêmes.

Dans quelques cas la couche dorsale ne possède qu'un

seul orteil, tantôt le premier, tantôt le second, et rarement
le cinquième. Les observations suivantes montrent ces différentes variétés.

Obs. LXXI. — R... (Jean), 47 ans, charretier, entre, le 1er juin 1869, à
l'hôpital de la Pitié (salle Saint-Louis, n° 58), pour une fracture de l'os in-
nominé. Il offre de plus une déviation en dehors du gros orteil, exactement
semblable sur les deux pieds.

Le premier orteil, déjeté en dehors, fait un angle d'environ 125° avec le
métatarsien correspondant. Il passe au-dessus du second orteil, qu'il masque
complétement du côté de la face dorsale du pied. Articulation métatarso-
phalangienne saillante. Oignon lisse à son niveau.

Le tendon de l'extenseur propre du gros orteil se dessine nettement sous
la peau et décrit une courbe à concavité externe. Il est devenu abducteur :
ce dont il est facile de s'assurer en priant le malade de mouvoir son orteil.

Obs. LXXII. — B... (Gabriel), 43 ans, charretier, est couché au n° 23 de
la salle Saint-Louis, hôpital de la Pitié, service du professeur Broca. Ce malade est entré pour un écrasement de la main droite; il offre en outre une
déviation latérale double du gros orteil. Celui-ci, incliné en dehors et en
bas, est situé au-dessous du deuxième, et s'est mis en contact avec l'extrémité unguéale du troisième. Il résulte de là que le second orteil, plus élevé
que ses voisins, est fortement comprimé par l'empeigne du soulier et devient
fréquemment la cause de difficultés dans la marche. La tête du premier métatarsien est manifestement hypertrophiée à son côté interne, sur lequel se
voit un oignon calleux, d'un diamètre de 3 centimètres.

Obs. LXXIII. — Guilotte (Tranquille), 60 ans, maréchal ferrant, entre, le
22 mai 1869, à l'hôpital de la Pitié, service de M. Broca, pour une tumeur
blanche du poignet gauche.

Il offre de plus une légère déviation en dehors du gros orteil, sans chevau-
chement sur le premier ou le second.

Le cinquième orteil, fortement porté en dedans, fait un angle presque
droit avec son métatarsien. Il est aplati et couché transversalement sur la
première phalange du quatrième orteil qu'il dépasse, pour se mettre en contact avec la racine du troisième.

Une autre disposition qui se voit encore plus fréquemment, est celle dans laquelle la couche dorsale est formée
par le gros orteil et le cinquième, et la couche plantaire par
les trois autres.

Obs. LXXIV. — M. Broca a montré, à la Société anatomique, le pied
gauche d'une femme de 72 ans, atteinte d'un double pied bot varus, fort peu
prononcé du reste.

Les orteils sont disposés sur deux plans, le premier et le cinquième occupent le plan supérieur; le deuxième, le troisième et le quatrième occupent
le plan inférieur.

Le cinquième orteil est tordu et aplati sur la face dorsale du quatrième.

Le tendon de l'extenseur propre du gros orteil, fortement dévié, est devenu
abducteur.

Oignon volumineux, lisse; sa bourse muqueuse est indépendante de la
synoviale de l'articulation métatarso-phalangienne. Voici d'ailleurs ci-dessous le dessin de ce pied.

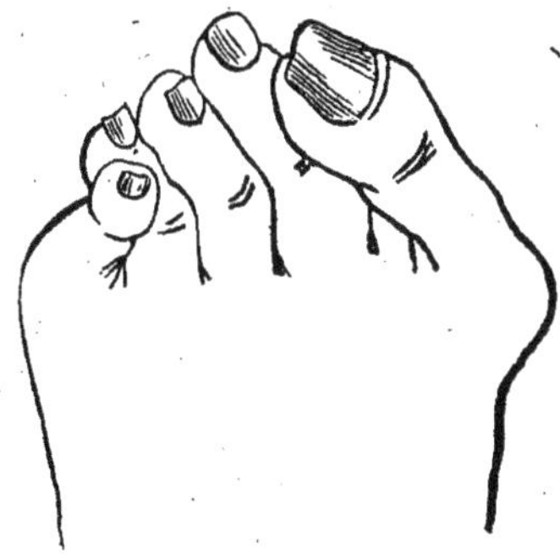

Fig. 16. — Déviation latérale externe du gros orteil. — Pied gauche de la femme
qui fait le sujet de l'observation 74.

Au pied droit, il existe également un changement dans la direction des orteils et leur disposition. La couche dorsale est constituée par le premier, fortement dévié en dehors, et par le quatrième qui tend à se mettre en contact
avec le précédent.

Le cinquième, qui avec le troisième et le deuxième forme la couche plantaire, est portée en dedans.

Le tendon de l'extenseur propre du gros orteil est également devenu abducteur.

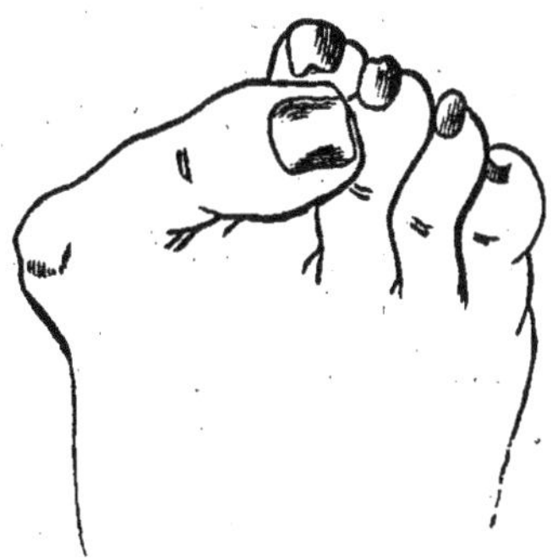

Fig. 17. — Pied droit de la même femme.

Obs. LXXV. — Garde (Victoire), 43 ans, entre à l'hôpital de la Pitié, service de M. Broca. Elle présente une difformité double des orteils exactement semblable des deux côtés. Le gros orteil, plus long qu'à l'état normal, est très-incliné en dehors et se place au-dessus du deuxième orteil, qu'il contourne par son segment unguéal. Le cinquième, fortement déjeté en dedans, fait un angle droit avec l'axe de son métatarsien et se couche presque transversalement sur le dos du pied.

Dans d'autres circonstances, le premier et le cinquième orteils, au lieu d'occuper le plan supérieur, se trouvent au plan inférieur. M. Broca a observé cette variété :

Obs. LXXVI. — Il s'agit d'une femme de 50 ans, déposée le 19 février 1869, au pavillon n° 4 de l'École pratique. Les orteils sont disposés de la même façon aux deux pieds.

La couche plantaire est formée par le premier et le cinquième orteil; ce dernier est masqué en grande partie par le quatrième qui le recouvre presque en totalité. La couche dorsale est constituée par les trois autres.

Oignon calleux très-large au niveau de l'articulation métatarso-phalangienne. La bourse muqueuse sous-jacente est fortement injectée, mais elle ne contient pas trace de liquide. Elle est d'ailleurs complétement indépendante de l'article.

Les faits suivants, dont l'un nous a été communiqué par M. Broca, et dont l'autre a été recueilli par nous dans son service à l'hôpital de la Pitié, montrent une disposition assez rare, dans laquelle le deuxième et le cinquième orteils forment la couche dorsale.

Obs. LXXVII. — Femme de 55 ans, apportée en 1852 à l'École pratique. L'examen du pied gauche permet de constater que les orteils sont placés suivant deux plans, l'un dorsal, formé par le deuxième et le cinquième, qui tendent à se rapprocher par leur extrémité unguéale; l'autre plantaire, constitué par le premier, le troisième et le quatrième orteils.

Le petit doigt est aplati fortement et couché transversalement sur la faee dorsale du quatrième.

Pas d'oignon.

Obs. LXXVIII. — La nommée X..., âgée de 28 ans, est placée au n° 31 de la salle Saint-Augustin, où elle est entrée pour une arthrite fongueuse du genou droit. Le pied gauche seul offre une difformité des orteils; celle-ci consiste dans l'inclinaison en dehors du premier au-dessous du deuxième. Celui-ci, soulevé légèrement est placé au-dessus de tous les autres. C'est le cinquième orteil qui présente la déviation la plus considérable; fortement déjeté en dedans, il passe sur le quatrième qu'il croise obliquement.

Pas d'oignon.

Art. IV. — *Anatomie et physiologie pathologiques.*

Nous commencerons par mettre sous les yeux du lecteur les observations, sur lesquelles nous nous appuierons, pour la rédaction de cet article.

Obs. LXXIX. — M. Marmy (1) montre un exemple de luxation spontanée de tous les orteils, recueilli sur un homme de 44 ans, mort au Val-de-Grâce, à la suite d'une phthisie pulmonaire.

Examen des pieds. — Le gros orteil infléchi en dehors passe en dessous de tous les orteils, en sorte que son extrémité libre se trouve au niveau du petit orteil. Tous les autres orteils très-mobiles s'enroulent, pour ainsi dire, autour du premier, et reposent sur lui par leur face inférieure. Ainsi, à la partie antérieure, le pied ne pouvait toucher une surface plane que par le bord interne du gros orteil.

Du reste, aucune trace d'un travail morbide, appréciable à l'extérieur. Seulement cet homme a éprouvé, il y a cinq ans, une gêne assez grande dans la marche, pour solliciter et obtenir son admission dans le corps des vétérans.

Au niveau des articulations métatarso-phalangiennes, la peau est saine, le tissu cellulaire sous-jacent n'offre aucune altération. Tous les muscles de la région plantaire ont une direction et un volume normaux. Les tendons fléchisseurs seuls, au lieu de se prolonger au-dessous de la tête des métatarsiens, ont glissé sur la face externe de ces os, entraînant leur gaîne avec eux.

Le gros orteil s'articule avec la face externe de la tête du premier métatarsien; les surfaces en contact sont revêtues de cartilage, et celui qui tapissait l'extrémité antérieure du premier métatarsien, a complétement disparu.

Le ligament latéral interne est très-distendu et forme une sorte de toile fibreuse, qui recouvre l'ancienne surface articulaire.

Les autres orteils ne s'articulent plus avec la tête de leur métatarsien, mais avec la face supérieure de ces os, immédiatement en arrière de la portion avec laquelle ils sont en rapport normalement. Les ligaments latéraux sont très-distendus, et le ligament transverse plantaire est refoulé en arrière de l'extrémité antérieure des métatarsiens, qui a changé de forme.

Au lieu d'une tête arrondie, on trouve une saillie ovale, dont le plus grand diamètre est antéro-postérieur, étranglée à sa base par des gouttières longitudinales et latérales, pour le glissement des tendons fléchisseurs.

(1) Société anat., janvier 1 848.

L'ancienne surface articulaire regarde en bas. Elle n'est plus revêtue de car
tilage, mais est coiffée d'un tissu fibreux dense, lequel semble jouer le rôle
de périoste. Les nouvelles surfaces articulaires présentent au contraire un
cartilage tout à fait normal.

Il y a ankylose de quelques phalanges entre elles.

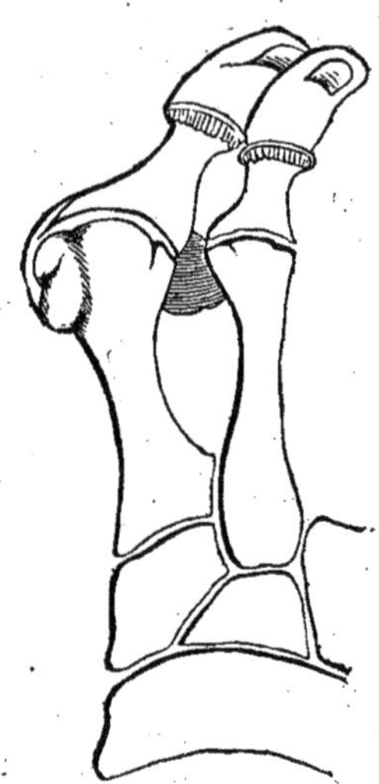

Fig. 18. — Déviation latérale externe. — Anatomie pathologique. (voy. obs. LXXX).

Obs. LXXX. — *Déviation latérale du gros orteil.* — Cadavre d'une femme
de 50 ans, apporté dans le cabinet de M. Broca, alors prosecteur de la Faculté, pour être livré aux travaux de dissection. La difformité est exactement semblable aux deux pieds. Les orteils sont disposés suivant deux couches,
l'une dorsale, formée par la deuxième et le quatrième; l'autre plantaire, constituée par le premier, le troisième et le cinquième ; ces trois derniers se
touchent du côté de la plante du pied. Oignon volumineux, lisse, reposant
sur une bourse muqueuse très-développée. Celle-ci communiquait avec l'articulation métatarso-phalangienne à travers une éraillure du ligament latéral
interne.

La dissection, faite avec beaucoup de soin, permet de reconnaître les faits
suivants :

La tête du premier métatarsien, fortement rejetée en dedans, fait un angle
obtus, ouvert en dehors, avec la première phalange du gros orteil, qui est
incliné en sens contraire. L'os sésamoïde externe, porté en dehors et un peu
en arrière, s'engage entre la tête du premier métatarsien et celle du second.

Le premier cunéiforme a subi un mouvement de torsion. On n'aperçoit par
la face dorsale du pied qu'une très-petite partie de son articulation avec le

scaphoïde. Du côté de la face plantaire, au contraire, il arrive presque en contact avec le troisième cunéiforme.

Le deuxième cunéiforme, refoulé vers la face dorsale, s'interpose dans une étendue plus considérable qu'à l'état normal entre le scaphoïde et le premier cunéiforme.

Quant aux articulations métatarso-phalangiennes, voici les lésions anatomiques qu'elles présentent. Il existe en dedans un bourrelet cartilagineux, recouvert par le ligament latéral interne, et ayant conservé l'épaisseur du cartilage normal. En ce point, le tissu cartilagineux est plus opaque, plus ferme. Sa surface est lisse. Au microscope, on y trouve quelques cellules cartilagineuses, mêlées à des traînées de tissu fibreux.

En dehors du bourrelet précédent, existe un sillon profond, au niveau duquel le cartilage est détruit. On y voit une riche vascularisation.

Quant à la portion extrême de la tête du métatarsien, celle qui est en rapport avec la phalange, elle a conservé son cartilage, qui est normal. Il en est de même de la portion qui répond au sésamoïde externe.

Le cartilage a été résorbé dans la partie qui répond à l'intervalle des sésamoïdes, et dans le fond de la dépression qui en résulte, se voit aussi un réseau vasculaire abondant.

Obs. LXXXI. — *Déviation latérale double du gros orteil* (Broca). — Cadavre d'une femme de 30 à 35 ans, apporté à l'Ecole pratique.

Pied gauche. Les orteils sont placés sur deux couches ; la dorsale est formée par le deuxième et le quatrième (ces deux orteils, déviés en sens inverse, n'arrivent pas cependant au contact), la plantaire constituée par les trois autres. Ces derniers ne se touchent pas non plus du côté de la plante du pied. Oignon lisse très-volumineux, reposant sur une bourse muqueuse indépendante.

La tête et le corps du métatarsien sont portés en dedans. Le premier conéiforme du côté de sa face dorsale, ne s'articule plus avec le scaphoïde que dans une très-petite étendue ; du côté de la plante du pied il est en contact avec le troisième cunéiforme.

Le deuxième cunéiforme est refoulé vers la face dorsale du pied, et s'interpose en grande partie entre le premier cunéiforme et le scaphoïde.

Le tendon de l'extenseur propre du gros orteil est devenu abducteur. Une semblable difformité existe au pied droit. Les orteils sont disposés de la même façon. Il y a également un oignon lisse, volumineux, avec bourse muqueuse isolée. Vers la face plantaire, les trois orteils qui composent la couche inférieure, se touchent et s'aplatissent les uns contre les autres. On n'aperçoit seulement que le bout de l'extrémité unguéale des deuxième et quatrième orteils.

Obs. LXXXII. — *Déviation latérale du gros orteil* (Broca). — Sujet d'environ 30 ans, apporté à l'Ecole pratique. La difformité est double et semblable aux deux pieds, mais elle est peu prononcée. Il y a encore deux couches d'orteils ; à la couche dorsale se voient le deuxième et le quatrième ; à la couche plantaire, le premier, le troisième et le cinquième. Ces trois orteils ne se touchent pas du côté de la plante. Le petit orteil est complétement recouvert et masqué par le quatrième. Vu par sa face dorsale, le pied semble ne posséder que quatre orteils. Il n'y a pas d'oignon.

Ni le premier métatarsien, ni le premier cunéiforme, n'ont subi de modifications dans leur position. Les muscles occupent également leur place normale. Leur action n'est donc pas changée.

Obs. LXXXIII. — M. Broca (1) présente un pied déformé. Sur ce pied, qui provient d'une femme d'environ 45 ans, on observe en premier lieu toutes les lésions, qui portent vulgairement le nom d'oignon. Le premier métatarsien est dévié en dedans; le gros orteil, dirigé en dehors, s'articule avec la face externe de la tête du premier os du métatarse. Les portions antérieure et interne de cette tête sont dépourvues de cartilage. La peau, soulevée par la saillie du métatarsien au niveau de l'articulation métatarso-phalangienne, est épaissie, indurée, et glisse sur la face interne de la tête de l'os, à l'aide d'une synoviale qui n'est qu'un diverticulum de la synoviale de l'articulation sous-jacente. En second lieu, la voûte du pied est aplatie et les rapports des os cunéiformes entre eux sont modifiés. Le deuxième cunéiforme, au lieu d'être dirigé directement dans le sens antéro-postérieur, est oblique d'arrière en avant et de dehors en dedans; il en résulte que le premier cunéiforme ne s'articule avec le scaphoïde que dans une étendue transversale fort petite, que partout ailleurs il est séparé du scaphoïde par l'extrémité postérieure du deuxième cunéiforme, de sorte que sur une coupe antéropostérieure du pied, on trouve trois os au lieu de deux entre l'astragale et le premier métatarsien.

Obs. LXXXIV. — *Luxation spontanée des deux gros orteils; autopsie.* (Malgaigne.) — Le sujet était un homme d'une cinquantaine d'années, et sur lequel on ne put avoir aucun renseignement utile. Les deux pieds offraient une déviation à peu près semblable.

1° *Pied gauche.* Le gros orteil, de 4 millimètres plus long que le deuxième, est porté au-dessous de celui-ci, de façon à se trouver en contact avec toute la phalangette du troisième orteil. Le tendon de l'extenseur propre est rejeté sur le bord externe de l'articulation métatarso-phalangienne.

En dedans, au contraire, se voit une assez forte saillie répondant à la tête du premier métatarsien. Le bistouri porté sur cette saillie ouvre une bourse muqueuse, située immédiatement sous la peau, et renfermant un liquide de la consistance du cristallin. Cette bourse muqueuse revêt la portion interne et supérieure de la tête métatarsienne, et s'étend à peine sur le côté interne de la première phalange. Le ligament latéral interne a une épaisseur de près de 4 millimètres; il est presque cartilagineux.

(1) Soc. anat., avril 1850.
(2) Revue médico-chirurgicale, 1852; t. XI, p. 213.

Au-dessous de la bourse muqueuse se trouve un plateau osseux, d'environ 18 millimètres de longueur sur 12 millimètres de hauteur, et qui paraît dû à une hypertrophie de l'apophyse interne de la tête métatarsienne. Entre cette saillie et la tête de l'os est une rainure, revêtue seulement par la synoviale.

La tête, encroûtée de cartilage, est arrondie, et semble à peine déviée en dehors. Les os sésamoïdes, au contraire, sont fortement déviés dans ce sens, et, pour soutenir l'os sésamoïde externe, l'apophyse interne de la tête semble prolongée en stalactite osseuse. Il en résulte aussi que le sésamoïde interne porté en dehors, a écrasé et effacé presque entièrement la crête médiane qui sépare les deux gouttières sésamoïdales. La face supérieure des sésamoïdes est aplatie; et les parties auxquelles elle correspond, sont presque dénudées de leur cartilage.

La facette articulaire de la phalange n'a subi aucune altération.

2° *Pied droit.* Le gros orteil, plus long que le deuxième, passe au-dessous de lui, et est même caché sous la moitié du troisième. La bourse muqueuse existe sur le côté interne de la tête métatarsienne, mais elle est moins développée qu'au pied gauche, et ne contient pas de liquide.

L'apophyse interne qui la supporte, à peine différente de ce qu'elle est à l'état normal, est toutefois séparée de la portion articulaire par une gouttière dépourvue de cartilage. Cette tête est manifestement déviée en dehors. La saillie intersésamoïdale est mieux conservée, quoique en partie privée de cartilage. Le sésamoïde externe, porté plus en dehors, a élargi dans ce sens la facette articulaire qui lui correspond. Enfin le ligament latéral interne offrait une épaisseur de plus de 4 millimètres.

Obs. LXXXV. — *Déviation latérale double du gros orteil.* (M. H. Liouville, interne des hôpitaux.) D..... Louis, charron, âgé de 54 ans, entre, le 24 juillet 1869, à l'hôpital de la Pitié, pour une maladie de poitrine. Il est placé dans le service de M. Marrotte, salle Saint-Athanase, n° 36. Il offre de plus une difformité du pied gauche, sur laquelle il n'est pas possible d'avoir des renseignements certains; le malade est dans un état de subdelirium continuel et répond vaguement aux questions qu'on lui fait.

Le second orteil n'a plus sa situation normale; il s'élève de 2 centimètres au-dessus des autres. Sa direction est également changée; il se porte d'abord en dedans, fait un angle obtus avec l'axe de son métatarsien et se couche obliquement sur le gros orteil, qu'il dépasse en dedans de toute la longueur de sa phalangette. A l'union de la première phalange avec la deuxième existe un angle saillant, sur lequel appuie l'empeigne du soulier; Aussi voit-on en ce point un durillon assez volumineux:

Le gros, orteil n'étant plus soutenu par le deuxième, est porté fortement en dehors, en sens contraire, par conséquent du précédent. Il résulte de là que ces deux orteils se croisent en X, et que le premier va toucher l'extrémité unguéale du troisième. Son articulation métatarso-phalangienne, très-saillante, est recouverte en dedans d'un oignon calleux, très-développé.

Vu par sa face plantaire, le pied semble ne posséder que quatre orteils.

Au point de vue physiologique, il n'en a en vérité que quatre, qui puissent lui rendre quelque service dans la progression.

Peu de temps après son arrivée à l'hôpital, le malade fut emporté par l'affection, pour laquelle il était entré; ce qui nous a permis d'examiner l'état de l'articulation métatarso-phalangienne. Les lésions qu'on y a observées, sont identiques à celles qui ont été décrites par M. Broca, dans des cas analogues.

La facette articulaire de la première phalange du gros orteil ne présente rien de particulier à noter. Il n'en est pas de même de la tête métatarsienne. Du côté de sa face plantaire, celle-ci est divisée en deux portions par une rainure profonde, dépourvue de cartilage et limitée par le tissu osseux, qui en ce point est fortement injecté.

De ces deux portions, l'une externe et arrondie, est encroûtée de cartilage, et articulée avec la première phalange; l'autre interne est constituée par un plateau osseux très-développé et de forme rectangulaire. Sa face libre est lisse et revêtue d'un tissu blanc, opaque, qui au premier aspect paraît être du cartilage; mais quelques parcelles de ce tissu, placées sous le champ du microscope, n'offrent que de rares chondroplastes mêlés à des faisceaux de fibres de tissu conjonctif, en grande abondance. Le ligament latéral interne est épaissi, induré, et sa face interne glisse sur la portion libre du plateau osseux.

De plus, en dehors de la rainure principale, se voient d'autres dépressions moins longues, mais plus larges, où le cartilage résorbé laisse à nu le tissu osseux.

Toute déviation latérale du gros orteil amène au bout d'un temps plus ou moins long des changements anatomiques, qu'il est important de connaître, si l'on veut se rendre un compte exact du mécanisme, qui a présidé à sa formation.

Examinons donc successivement les modifications qui surviennent, soit dans l'articulation métatarso-phalangienne et les parties molles avoisinantes, soit dans le squelette et les muscles qui s'y insèrent, ou le font mouvoir.

1° *Articulation métatarso-phalangienne.* Le plus souvent la facette articulaire qui limite en arrière la première phalange du gros orteil est intacte, et ne présente rien de particulier à noter. Il n'en est pas de même de la tête du premier métatarsien, qui a subi au contraire de profondes altérations.

A l'état normal, cette tête est limitée en avant par une surface arrondie, qui est reçue dans la cavité glénoïde de lap remière phalange, et en arrière par deux gouttières, que sépare une crête saillante, et qui sont en rapport avec les os sésamoïdes. Les faces latérales de la tête métatarsienne présentent quelques empreintes rugueuses, pour l'insertion des ligaments latéraux.

Dans la déviation en dehors du gros orteil, les rapports des surfaces diarthrodiales sont changés : il n'y a plus que la moitié externe de la tête qui soit restée articulaire ; cette portion a d'ailleurs envahi la plus grande partie de la face latérale du même côté. La moitié interne au contraire, est devenue libre et ne répond plus à la première phalange. C'est sur cette dernière que nous allons trouver les lésions anatomiques les plus importantes.

La couche cartilagineuse qui la revêtait « n'étant plus soumise, dit Broca, à ces pressions régulières qui sont indispensables à la nutrition de ses éléments,» a en partie disparu.

L'apophyse interne, ou du moins ce rebord peu saillant qui limite en dedans la gouttière sésamoïdale interne, a pris un développement considérable : elle est représentée par une sorte de plateau osseux, dont la face libre, sans cesse comprimée par le ligament latéral interne, est polie et lubréfiée par de la sérosité. Tout d'abord, elle paraît revêtue d'une couche de cartilage assez épaisse ; mais en y regardant de près, il est facile de constater que ce cartilage a perdu son élasticité spéciale, qu'il est d'un blanc mat et non d'un blanc bleuâtre et hyalin, et qu'il semble formé de fibres entre-croisées en tous sens, comme le périoste.

De plus, si l'on vient à placer sous le champ du microscope quelques minces parcelles de ce prétendu cartilage, on reconnaît qu'il est constitué presque exclusivement par des faisceaux de fibres de tissu conjonctif, très-serrés, au milieu desquels existent quelques chondroplastes disséminés.

L'irritation continuelle, développée en ce point par le frottement réitéré des chaussures, est évidemment la seule cause de cette sorte d'exostose, dont le volume peut atteindre parfois des proportions considérables. Dans le cas qui a été soumis à notre examen, la face libre de cette stalactite osseuse n'avait pas moins de 20 millimètres de long sur 14 millimètres de large. Elle mesurait, dans le fait rapporté par Malgaigne, 18 millimètres en longueur et 12 millimètres en largeur.

Immédiatement en dehors d'elle se voit une rainure profonde et large, à direction antéro-postérieure, et dont la longueur égale celle de la portion articulaire, qu'elle parcourt dans toute son étendue. Le fond de cette dépression est dépourvue de cartilage et tapissé par une membrane mince, finement injectée, et dont les vaisseaux viennent de l'os sous-jacent.

Dans quelques cas le tissu osseux lui-même est altéré, il subit au niveau de la rainure des résorptions partielles qui en augmentent encore la profondeur. D'après M. Broca, cette dernière serait proportionnelle à l'âge du sujet et à l'ancienneté de la difformité ; sa largeur au contraire varierait avec l'étendue de la déviation.

Outre cette dépression principale que nous venons de signaler, il en existe de plus petites ; les unes ne constituent qu'une simple érosion du cartilage diarthrodial ; les autres sont plus profondes et reposent également sur le tissu spongieux. Elles se voient surtout à la face plantaire de la tête métatarsienne. Là, la crête saillante intersésamoïdale a disparu, et à sa place on observe le plus souvent une dépression dépourvue de cartilage. La gouttière sésamoïdale externe s'est élargie en dehors, et empiète même sur la face externe de la tête du premier métatarsien. Ces modifications de la surface articulaire inférieure sont en rapport avec le déplacement des os sésamoïdes et surtout du sésamoïde externe.

Le ligament latéral interne offre aussi des altérations ; il subit une distension parfois considérable, mais cette distension n'a pas pour effet son amincissement, car il a généralement augmenté d'épaisseur. Cependant, dans l'observation de M. Marmy, il était tellement aminci qu'il ressemblait à une dentelle.

Malgaigne a vu ce ligament avoir jusqu'à 4 millimètres d'épaisseur.

Selon Ashton (1), il se développerait dans son épaisseur et autour de lui de petits kystes, d'un volume variable. L'existence de ces kystes serait en rapport avec la pression continuelle à ce niveau. Si celle-ci vient à diminuer, leur contenu est résorbé et ils disparaissent; si au contraire elle persiste, ils s'accroissent et augmentent l'épaisseur du ligament, dont ils diminuent la cohésion.

Dans son mémoire, Ashton a reproduit un dessin emprunté à Ashton Key, où l'on voit d'une façon très-nette trois ou quatre de ces petits kystes, développés autour du ligament latéral interne.

Quoi qu'il en soit, voici les rapports qu'affecte ce ligament : sa face interne, celle qui regarde l'articulation, répond au plateau osseux, dont nous avons parlé, et glisse sur la face libre de ce dernier. Sur sa face externe repose une bourse muqueuse accidentelle, qui communique quelquefois, ainsi que l'a vu deux fois M. Broca, avec la synoviale articulaire, à travers une éraillure du ligament.

2° *Squelette*. La déviation latérale du gros orteil s'accompagne toujours de changements dans la direction naturelle de quelques parties du squelette. M. Broca est le premier qui ait appelé l'attention sur ces déplacements. Ceux-ci portent surtout sur le premier métatarsien. D'après l'auteur que nous venons de citer, ces déplacements sont de deux sortes : l'un d'eux s'effectue suivant la direction de l'os, et l'autre suivant sa circonférence.

(1) Medical Times, septembre 1852.

Dans le premier cas, tandis que le gros orteil s'incline en dehors, l'extrémité antérieure du métatarsien correspondant est rejeté au contraire en dedans. Il résulte de là que l'axe du gros orteil, qui normalement se continue directement avec l'axe du métatarsien, fait avec ce dernier un angle obtus ouvert en dehors, et dont le sommet répond à la tête métatarsienne. Celle-ci forme sous la peau une saillie quelquefois énorme. C'est à ce niveau que se développent la bourse muqueuse accidentelle dont nous avons déjà parlé, et cette petite tumeur connue sous le nom d'oignon.

A mesure que la difformité se prononce de plus en plus, l'angle du gros orteil avec le métatarsien correspondant se rapproche de l'angle droit, qu'il atteint même dans certains cas. Il est permis de constater cette particularité dans l'observation suivante, que nous avons recueillie à l'hôpital de la Pitié, dans le service de notre maître, le professeur Broca.

Nous donnons de plus le dessin des pieds du sujet dont il est question.

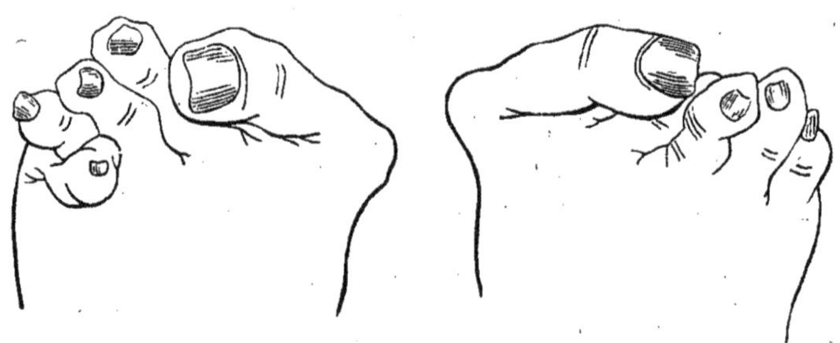

Fig. 19.   Fig. 20.

Obs. LXXXVI. — Bouchacourt (Pierre), âgé de 64 ans, plombier, entre, le 5 juin 1869, à l'hôpital de la Pitié, pour une fracture du col du fémur. Il est couché au n° 25 de la salle Saint-Louis.

L'examen de ce malade fait reconnaître qu'il est porteur d'une difformité très-prononcée de chaque pied, qu'il attribue à l'action des chaussures. Elle s'est produite, selon lui, insensiblement, sous l'influence des marches forcées et des fatigues rudes, auxquelles il a été soumis depuis l'âge de 20 ans, époque à laquelle il fait remonter le début de sa difformité.

En 1843, il fut soigné à l'hôpital Saint-Louis pour des douleurs assez vives, qu'il ressentait dans diverses articulations, notamment celles des doigts, du poignet et de la hanche. Il n'a jamais eu d'attaques de rhumatisme articulaire aigu. Il assure également, d'une façon formelle, que les jointures des orteils ont été toujours respectées, et que jamais elles n'ont été le siége d'aucune douleur.

Examens des parties déformées:

1° *Pied gauche.* — Quoique considérable, la difformité est un peu moins prononcée qu'à droite. Le gros orteil semble luxé, ou du moins, si elles ne se sont pas abandonnées tout à fait, les surfaces articulaires n'offrent plus les mêmes rapports qu'à l'état normal.

Sa direction est telle qu'il fait avec l'axe du pied un angle d'environ 90°; il passe au-dessous du second orteil qu'il a chassé de sa place habituelle, et va rencontrer l'extrémité unguéale du troisième, sous laquelle il se cache en partie.

Le troisième et le cinquième orteil, fortement portés en dedans, sont contigus, et l'espèce de gouttière qu'ils forment par leur contact, reçoit le quatrième. Il résulte de là que les orteils se trouvent situés sur deux plans, un plan supérieur ou dorsal, formé par le deuxième et le quatrième, et un plan inférieur ou plantaire, constitué par le premier, le troisième et le cinquième orteils.

La tête du premier métatarsien fait une saillie considérable sous la peau; elle semble hypertrophiée et a le volume d'une noix de moyenne grosseur. Elle ne répond nullement à la cavité glénoïde de la première phalange du gros orteil. En effet, en prolongeant l'axe de celui ci, on voit qu'il coupe le métatarsien à 1 centimètre au-dessous de sa tête. De même, quand on imprime quelques mouvements à l'articulation, on constate que le centre de ces mouvements occupe manifestement la face externe de la tête métatarsienne.

Au côté interne de l'articulation métatarso-phalangienne se voit un oignon calleux, d'un volume notable, sous lequel existe une bourse muqueuse évidente. Il y en a un autre sur le second orteil, au niveau de la première phalange avec la deuxième.

2° *Pied droit.* — Ici, la déviation est plus considérable encore. Elle offre es mêmes caractères fondamentaux et reconnaît la même cause, mais les orteils sont disposés d'une façon un peu différente.

Le gros orteil, fortement porté en dehors, fait aussi un angle de 90°. Il y a également un oignon très-volumineux au côté interne de la tête métatarsienne; il en existe un autre au niveau de l'articulation de la première phalange avec la deuxième.

Lorsqu'on examine le pied par sa face plantaire, on reconnaît que les orteils constituent un triangle isocèle, dont le côté interne serait formé par le gros orteil seul, et l'externe par les trois derniers, échelonnés de dehors en dedans et de bas en haut. Le premier orteil rencontre, par sa phalange unguéale, le troisième. C'est là qu'est le sommet du triangle, dont la base répond à la ligne métatarso-phalangienne. Dans l'aire de ce triangle se trouve inscrit le deuxième orteil, tellement recourbé, qu'il repose sur le sol par la face supérieure de l'ongle.

Vu par sa face dorsale, le pied paraît ne posséder que quatre orteils : le second est caché complétement par le premier et le troisième, qui convergent l'un vers l'autre.

Telles sont les difformités des orteils; mais ce n'est pas tout ce qu'on rencontre chez notre malade.

Ses mains sont le siége de déformations considérables, dont la cause ne peut être douteuse, pour qui les a vues. Elles se sont produites, évidemment, sous l'influence de la diathèse rhumatismale, et voici en quoi elles consistent :

Les désordres, beaucoup plus prononcés à la main droite qu'à la main gauche, sont caractérisés par des déformations dans les articulations des phalanges, et par des changements dans la direction des doigts.

Si l'on pousse plus loin l'analyse des phénomènes pathologiques, on voit que la main droite offre des nodosités du volume d'une petite noix, siégeant au niveau des articulations phalangiennes et métacarpo-phalangiennes des doigts. Il résulte de là que ceux-ci ont un aspect moniliforme très-accusé. De plus, leur direction est changée, elle est caractéristique. Si la main est dans la pronation, on constate qu'ils sont très-fortement portés en dehors, qu'ils occupent le même plan et sont parallèles. Ils forment ainsi, avec le bord cubital de la main, un angle obtus d'environ 135°.

Outre cette projection en dehors, les doigts sont dans la demi-flexion et font un angle aigu avec la paume de la main. Le mouvement d'extension est totalement aboli, et le malade ne peut qu'achever le mouvement de flexion. Si on essaye de les relever, on éprouve une résistance telle, qu'il serait impossible de la vaincre sans déterminer une fracture.

Cependant, l'indicateur a une mobilité plus grande que les doigts voisins, il jouit d'un mouvement d'extension plus étendu. Sa direction est la même que celle des autres; seule, sa phalangette est déviée en sens contraire et forme, avec la phalange située au-dessous, une sorte de crochet.

La main gauche est conformée sur un type exactement semblable que la main du côté opposé. Les déformations présentent les mêmes caractères; elles sont seulement beaucoup moins avancées.

Le mécanisme de la déviation en dedans de la tête du premier métatarsien est expliqué de la façon suivante par M. Broca : « Lorsque la phalange se porte en dehors, elle entraîne avec elle les deux os sésamoïdes, qui lui sont intimement unis par le ligament glénoïdien. Le sésamoïde externe et le bord externe de la phalange viennent se placer sur la face correspondante de la tête métatarsienne. Pour cela, le sésamoïde est obligé de pénétrer entre le premier et le deuxième métatarsien, à la manière d'un coin, et le premier de ces os est refoulé peu à peu en dedans d'une façon toute mécanique. L'action musculaire tend encore à exagérer ce déplacement. »

Nous partageons la même opinion que notre maître sur le mode de production de cette espèce de déviation, car, dans le cas que nous avons eu sous les yeux, toute la face externe de la tête métatarsienne, qui normalement présente des rugosités nombreuses, pour l'insertion du ligament latéral externe, était revêtue de cartilage, et était devenue articulaire.

Le même auteur a également constaté, dans la plupart des faits qu'il a eu occasion de rencontrer, un mouvement de torsion du premier métatarsien sur son axe, mouvement en vertu duquel sa face supérieure devient interne, et sa face interne inférieure. Jusqu'à présent ce mouvement de rotation n'a pas reçu d'explication, et il est, en effet, difficile de se rendre compte de la manière dont il se produit.

M. Broca a encore noté un déplacement du premier cunéiforme. Celui-ci, fixé solidement au premier métatarsien, subit comme lui un mouvement de rotation sur son axe. Son bord inférieur se porte en dehors et vient se mettre presque en contact avec le troisième cunéiforme. Il résulte de là que le deuxième cunéiforme comprimé est refoulé vers la face dorsale du pied.

Ces diverses particularités sont exactement représentées dans un dessin qui nous a été communiqué par M. Broca, et que nous avons reproduit à la page 91.

3° *Muscles*. Il n'est pas jusqu'aux tendons se rendant au gros orteil, qui n'aient éprouvé quelques modifications. Celles-ci sont surtout manifestes pour le tendon de l'extenseur propre du gros orteil. Au début de la déviation, ce tendon fait une saillie notable sous la peau ; au lieu d'être rectiligne, il décrit une courbe à concavité externe, d'autant plus prononcée que la déviation est moins ancienne.

Peu à peu, par suite des contractions musculaires répétées, il tend à reprendre sa direction primitive, et pour cela il se place, entraînant sa gaîne avec lui, soit sur le côté externe de l'articulation métatarso-phalangienne , soit sur le premier espace interosseux.

Dans cette nouvelle position, l'extenseur acquiert une nouvelle action ; il devient adducteur du gros orteil, et non pas abducteur, comme on l'a dit (1).

Il résulte de là qu'une fois la difformité commencée, l'extenseur attire sans cesse la première phalange en dehors, et augmente ainsi peu à peu la déviation.

On observe également des changements analogues dans les muscles de la plante du pied. Le fléchisseur propre devient aussi adducteur. Dans l'observation de M. Marmy, son tendon était couché sur le côté externe de l'articulation métatarso-phalangienne.

Lorsque l'os sésamoïde interne est rejeté en dehors de l'axe du premier métatarsien, les muscles, qui prennent insertion sur lui, deviennent également adducteurs et concourent comme les fléchisseurs et l'extenseur, à exagérer la difformité.

Art. V. — De l'oignon.

La déviation latérale externe du gros orteil, si légère qu'elle soit, s'accompagne toujours, comme on a pu le voir, dans les nombreuses observations que nous avons citées, de la projection en dedans de la tête métatarsienne. Celle-

(1) Avec M. Cruveilhier, nous considérons comme adducteurs, les muscles dont l'action est de rapprocher les orteils de l'axe du pied, et comme abducteurs ceux qui, au contraire, les éloignent de cet axe.

ci, faisant sur le bord interne du pied une saillie parfois considérable, est soumise à des pressions et des frottements continuels, qui amènent presque nécessairement, au bout d'un temps plus ou moins long, le développement d'une petite tumeur arrondie, lisse ou calleuse, à laquelle on a donné, en raison de son aspect, le nom d'oignon.

Si Laforest (1) a méconnu la nature intime de l'oignon, du moins a-t-il montré nettement le mécanisme qui préside à sa formation. Voici, en effet, comment il s'exprime à ce sujet : « Le pied comprimé fortement en deux points, à l'extrémité des orteils et au talon, se brise au niveau de l'articulation métatarso-phalangienne ; il en résulte sur le bord interne du pied une éminence sujette à des frottements continuels. »

L'oignon est donc l'effet et non la cause de la déviation du gros orteil, comme l'a écrit Malgaigne. Pour cet auteur, en effet, le rôle des chaussures dans le développement de cette difformité serait tout à fait secondaire, et se bornerait simplement à la production de l'oignon. Celui-ci une fois formé deviendrait alors le siége d'une irritation sourde mais continue, dont le résultat serait l'affaiblissement du ligament latéral interne. Dans ces conditions l'exercice régulier des muscles du pied suffirait pour amener l'inclinaison en dehors du gros orteil, leur action n'étant plus contre-balancée par la résistance ordinaire du ligament.

Cette théorie ingénieuse ne repose, selon nous, sur aucun fait concluant. Parmi les observations rapportées par l'auteur dont il s'agit, il en est d'abord plusieurs qui doivent être mises hors de cause puisqu'elles ont trait à des déformations articulaires, de nature rhumatismale ou goutteuse.

Quant aux autres, elle ne sont pas à l'abri de toute discussion, puisque dans la plupart d'entre elles, la déviation est attribuée par les malades eux-mêmes à l'action des

(1) *Loc. cit.*

chaussures trop étroites. Bien plus, parmi les faits qui nous sont propres, il en est qui sont tout à fait en opposition avec la théorie de Malgaigne ; nous voulons parler des deux observations 77 et 78 (Voyez p. 89), dans lesquelles la difformité ne s'accompagne pas de la présence d'un oignon.

Et d'ailleurs, comment expliquer la convergence des orteils extrêmes, la déviation en dedans du cinquième orteil et la déviation en dehors du premier, si l'on ne voit dans cette disposition la preuve de l'action des chaussures en deux points diamétralement opposés.

Trois éléments entrent dans la structure de l'oignon, la peau, le tissu cellulaire et le ligament latéral interne. Mais ces éléments ont subi des modifications dont la nature est en rapport avec la cause qui les a produites. Aussi définirons-nous l'oignon, une petite tumeur essentiellement constituée par une induration du derme avec hypersécrétion de l'épiderme et par une bourse muqueuse accidentelle, développée dans le tissu cellulaire sous-jacent et reposant sur le ligament latéral interne.

L'oignon au début n'est donc qu'une affection des parties molles. Mais s'il existe depuis longtemps, s'il a été le siége d'inflammations et d'irritations répétées, le tissu osseux lui-même peut-être atteint ; dans tous les cas, cette lésion secondaire de la tête métatarsienne ne survient qu'à titre de complication, et ne constitue pas la maladie elle-même.

De tous les éléments de l'oignon, le plus important sans contredit, c'est la bourse muqueuse qu'il possède. Celle-ci, en effet, est appelée à jouer le plus grand rôle dans les phénomènes pathologiques divers, dont il est le théâtre. Le plus souvent isolée et indépendante de l'articulation sous-jacente, elle communique cependant quelquefois avec elle à travers une éraillure du ligament aminci, comme on peut s'en assurer dans l'observation suivante :

Obs. LXXXVII. — *Inflammation de la bourse muqueuse de l'oignon* (Ad. Richard) (1). Il s'agit d'un malade, entré dans le service de ce chirurgien, pour une tumeur volumineuse occupant la place habituelle de l'oignon. Le malade, en raison des souffrances qu'il endurait, réclamait instamment l'opération. Celle-ci fut pratiquée. Après l'incision de la peau, le chirurgien mit à découvert une cavité, qui n'était autre que la bourse muqueuse prémétatarsienne très-enflammée et très-gonflée. Par une sorte de fatalité, cette bourse était de celles qui communiquaient avec l'articulation.

Néanmoins, le malade a guéri.

M. Broca admet deux formes dans l'oignon, la forme calleuse et la forme inflammatoire ; on pourrait en admettre une troisième, la forme lisse.

La première, de beaucoup la plus fréquente, devient parfois, en dehors de tout état inflammatoire, le siége de douleurs plus ou moins vives, qui, en raison de leur mode d'apparition, sont dites *hygrométriques*.

La cause de ces douleurs, dont il était jadis difficile de donner l'explication, paraît être toute mécanique et due à la compression des tubes nerveux par l'hyperplasie des éléments du tissu conjonctif.

La dissection, en effet, permet de reconnaître que les nerfs soumis à la pression, ceux qui passent immédiatement sur l'oignon, ont subi de notables altérations ; ils sont considérablement hypertrophiés à leur passage sur la tête du métatarsien, et présentent çà et là des renflements gangliformes. Ces détails d'anatomie et de physiologie pathologiques ont été signalés par différents auteurs (2). Tous ont constamment vu, dans les oignons qu'ils ont disséqués, les nerfs voisins altérés, ordinairement hypertrophiés, quelquefois divisés en filets qui s'éparpillaient sur toute la surface de la tumeur. Ce n'est pas seulement dans l'oignon, qu'on observe une telle altération de la substance nerveuse; on la rencontre sur tous les points des nerfs, que leur po-

(1) Soc. chir., 1852.
(2) Broca, Vidal, Giraldès, etc.

sition sous-cutanée et le voisinage d'un os soumettent à des compressions continuelles. M. Broca a présenté, en 1847, à la Société anatomique la portion pédieuse du nerf saphène externe, appartenant à un pied bot d'adulte. Celle-ci offrait sur son trajet un renflement cylindrôïde, véritable névrome, placé justement au niveau du point par lequel le membre appuyait sur le sol et qui était le siége de la compression.

Dans tous les cas de ce genre, le microscope fait reconnaître que l'hypertrophie partielle du nerf a pour cause une hyperplasie des éléments du tissu conjonctif, et que les renflements auxquels elle donne naissance, doivent rentrer par conséquent dans la classe des fibromes.

La production du tissu nouveau se fait soit aux dépens du névrilème, soit dans les cloisons émanantde ce dernier ; mais toujours elle a pour effet de resserrer et de comprimer les tubes nerveux. Ceux-ci réagissent en produisant des douleurs d'autant plus vives, que le tissu fibreux gonflé par l'humidité atmosphérique, déterminera une compression plus énergique,

Art VI. — *Accidents et complications.*

Lorsque la déviation du gros orteil est récente et peu accusée, elle est en général facilement supportée par les malades, qui n'y font nullement attention. Elle n'a pas d'inconvénients sérieux. Mais il est loin d'en être toujours ainsi, et tôt ou tard elle amène une gêne extrême dans la marche et souvent des accidents plus ou moins inquiétants.

Malgaigne cite le fait d'un vieillard qui mettait plus de deux heures pour aller de Bicêtre à la barrière, 1 kilomètre environ.

Voici cette observation :

Obs. LXXXVIII. — *Déviation latérale externe des deux gros orteils.* Vaché, 68 ans, vint réclamer des souliers pour une double déviation du gros orteil. Elle a commencé, dit-il, en 93, lors de la campagne de Pologne, et il l'attribue au froid qu'il éprouva alors. Jamais il n'a porté de chaussures ni trop courtes, ni trop étroites.

Le gros orteil droit est incliné à angle droit sur son métatarsien, passe sur les deux orteils suivants et appuie sur l'extrémité du quatrième, qu'il dépasse encore. La tête du premier métatarsien fait en dedans une saillie énorme; du sommet de cette saillie à la tête du deuxième métatarsien, on mesure 4 centimètres : ce qui tient surtout à l'écartement des deux os. Le tendon extenseur, porté en dehors, soulève la peau à 4 millimètres du deuxième orteil.

Le gros orteil gauche a subi une déviation presque aussi forte, si ce n'est qu'il n'appuie que sur la moitié interne du quatrième orteil.

La marche est extrêmement difficile. Le pied n'appuie sur le sol que par deux points, le talon d'abord, puis la tête du premier métatarsien, et nullement sur le gros orteil. Pour aller de Bicêtre à la barrière, distance de 20 minutes environ, il lui faut deux heures, et encore est-il obligé de couper sa course par trois repos au moins, durant chacun une dizaine de minutes.

Chez quelques sujets, la déviation du gros orteil se complique d'*onyxis*. Voici, d'après M. Seutin, de quelle manière se produirait cet accident : « La chaussure habituelle comprime de chaque côté les orteils ; le gros orteil, plus fort que ses voisins, prend le dessus et se superpose au second ; celui-ci résiste et pousse les chairs directement en haut : de là l'incarnation du bord externe de l'ongle. »

Pour faire disparaître cette petite complication, M. Seutin a imaginé le procédé suivant : Après avoir coupé la portion d'ongle incarné, il fait intervenir le second orteil pour le forcer à guérir la maladie qu'il a causée ; il le ramène au-dessus du premier et l'y maintient par quelques tours de bande. Ainsi placé, le second orteil presse de haut en bas sur les chairs exubérantes du premier, les déprime et les fait disparaître.

Il est une difformité qui accompagne assez fréquemment, surtout chez les vieillards, celle que nous étudions en ce moment ; nous voulons parler de l'*onycogriphose* ou hypertrophie des ongles. Dans la plupart des cas, le développement exagéré des ongles a son point de départ dans un onyxis chronique, déterminé par l'irritation des papilles du derme sous-unguéal.

Chez les vieillards, en effet, qui présentent si souvent la déviation en dehors du gros orteil, les ongles devenus durs s'allongent et subissent de la part des chaussures des chocs qui, transmis au derme générateur, l'irritent et lui font sécréter la matière cornée en plus grande abondance. Les ongles prennent alors des proportions vraiment extraordinaires dans toutes leurs dimensions. Tantôt contournés en spirale, ils ressemblent à des cornes de bélier et offrent comme celles-ci des stries parallèles et ondulées qui indiquent leur mode de formation et leur structure lamelleuse ; tantôt recourbés sur eux-mêmes, ils rappellent les griffes de certains oiseaux.

Camper (1) dit avoir rencontré de ces cornes monstrueuses, dont une allait du gros orteil jusqu'au cinquième, formant ainsi une sorte d'arcade, au-dessus des orteils intermédiaires.

L'observation suivante qui nous a été communiquée par notre maître, M. Broca, montre une disposition particulière de l'ongle du gros orteil, prodigieusement développé :

Obs. LXXXIX. — *Déviation latérale du gros orteil gauche.* — *Corne unguéale du même côté.* — Suzanne C...., âgée de 87 ans, née à Metz, ex-commerçante, entre le 8 mai 1863, à l'infirmerie de la Salpêtrière, dans le service de M. Broca. Elle dit avoir porté jadis des chaussures très-étroites.

A gauche, le gros orteil est incliné fortement en dehors et fait un angle droit avec l'axe du pied. Il est placé comme à cheval sur les trois orteils suivants. Son extrémité unguéale est surmontée d'une corne volumineuse qui, née au côté interne, retombe en une sorte de panache sur le côté externe.

La partie postérieure de cette corne, située au-dessous et en arrière de la portion principale, représente un tronc de cône dont le sommet est appliqué directement sur les chairs.

Le troisième orteil offre une corne unguéale commençante.

Ces cornes, surtout celle du gros orteil, sont sillonnées de stries parallèles, ondulées, qui attestent leur formation par lamelles superposées. Leur face supérieure est convexe et lisse ; leur ace inférieure est concave et rugueuse.

(1) *Loc. cit.*

Le moule de ce pied a été déposé, en 1869, par M. Broca au musée Dupuytren (1).

Mais les accidents les plus fréquents et qui offrent le plus de gravité, sont ceux dont le point de départ réside dans la bourse muqueuse accidentelle, développée au centre de l'oignon.

Déjà Camper, en 1791, avait observé en maintes circonstances que l'abus des chaussures trop étroites déterminait de l'inflammation au niveau de l'articulation métatarsophalangienne. Il avait même reconnu qu'il se formait là sous la peau une petite poche semblable à celles du genou et du coude, et qui se remplissait parfois comme ces dernières d'une matière très-fluide.

Brodie (2), en 1819, est plus explicite encore, et voici ce qu'il dit à ce sujet : « La tumeur qui se présente dans la partie charnue du gros orteil et qui est une de celles que l'on désigne sous le nom d'oignon, suppure quelquefois ; j'ai trouvé par la dissection qu'elle est formée par l'inflammation de la bourse muqueuse qui se trouve située en cet endroit ; il arrive fréquemment, après que l'inflammation est entièrement tombée, qu'il reste encore une disposition sécrétrice d'une abondante quantité de fluide ; d'où il résulte une hydropisie de la bourse précédemment indiquée. »

Depuis cette époque, il n'est pas de chirurgien qui n'ait rencontré, soit dans sa pratique journalière, soit à l'hôpital, des faits analogues, et qui n'ait pu vérifier les assertions légitimes des auteurs précédents.

Il est donc avéré depuis longtemps déjà, que la bourse muqueuse pré-métatarsienne peut s'enflammer et constituer un hygroma, comme toutes les autres bourses muqueuses constantes ou accidentelles.

(1) Arm. 36, n° 464, E.

(2) Traité des maladies des articulations ; Paris, 1819, traduit par L. Marchand.

Le début de cet hygroma est en général rapide, et les accidents apparaissent brusquement, à la suite d'une marche forcée, ou d'un coup reçu sur la région. Ils sont caractérisés par une tuméfaction notable de la partie, accompagnée d'une rougeur assez vive et de douleurs parfois intenses. On constate bientôt de la fluctuation au niveau de l'oignon. A ce degré, la résolution peut être obtenue; on voit alors les symptômes locaux s'amender peu à peu et disparaître tout à fait. La cessation de la cause, le repos absolu, des grands bains et des cataplasmes émollients suffisent quelquefois pour enrayer la marche de la maladie et amener cette heureuse terminaison. Mais, disons-le de suite, ce résultat favorable est très-rare, et le plus souvent, l'inflammation faisant des progrès, la suppuration ne tarde pas à avoir lieu dans la bourse irritée.

Dans ce cas, de deux choses l'une : ou le pus se fait jour à travers la peau et est versé au dehors, ou bien il fuse, par une ouverture plus ou moins étroite, dans le tissu cellulaire voisin.

La première terminaison, de beaucoup la plus fréquente, est celle vers laquelle doivent tendre tous les efforts du chirurgien. Elle est généralement suivie de la disparition des accidents et ne compromet, ni les fonctions du membre, ni l'existence du malade.

La cavité de la bourse muqueuse communique alors avec l'air extérieur par un orifice fistuleux très-étroit, laissant écouler encore pendant un certain temps un pus séreux peu abondant. Bientôt la suppuration se tarit, l'oblitération de la poche a lieu, et la guérison est complète, jusqu'à ce que le retour de la même cause ramène les mêmes accidents.

Les observations suivantes viennent à l'appui de ce que nous venons d'avancer et compléteront l'étude intéressante de cette variété d'hygroma.

Obs. XC. — *Déviation latérale double du gros orteil. — Hygroma de la bourse muqueuse pré-métatarsienne.* (M. Broca.) — Mlle M..., âgée de 30 ans, se présente le 20 février 1852. Elle offre une déviation latérale symétrique des deux premiers orteils. Ceux-ci, à droite, sont disposés sur deux couches : l'une dorsale, formée par le troisième et le premier, déjeté légèrement en dehors ; l'autre plantaire, constituée par les trois autres ; le deuxième et le quatrième orteils ne se touchent pas.

Quoique le gros orteil soit peu dévié, il existe néanmoins au niveau de l'articulation métatarso-phalangienne un oignon lisse, rouge et douloureux. La fluctuation y est évidente.

A gauche, la difformité est exactement la même ; seulement, l'oignon est petit et indolent. Il n'y a ni rougeur ni fluctuation.

Cette femme raconte qu'elle a toujours porté des chaussures trop courtes et trop étroites. Elle ne se souvient pas de l'époque à laquelle la déviation a commencé.

L'oignon ne s'est enflammé et n'est devenu douloureux que depuis quelques mois, à la suite de l'emploi de chaussures neuves, très-étroites, qu'elle n'a pu garder que trois jours et qu'elle a dû ensuite abandonner complétement.

Obs. XCI. — *Déviation latérale du gros orteil. — Oignon volumineux. — Hygroma suppuré de la bourse muqueuse sous-jacente.* (M. Broca.) — Carré, Adèle, âgée de 64 ans, entre à l'infirmerie de la Salpêtrière, en mars 1864. Elle porte depuis longtemps une déviation en dehors du gros orteil et un oignon volumineux, au niveau de l'articulation métatarso-phalangienne.

Les accidents inflammatoires datent de huit jours. L'épiderme dur, épais, hypertrophié, est soulevé par une assez grande quantité de pus, épanché entre lui et le derme sous-jacent.

Celui-ci est perforé d'un petit orifice, qui fait communiquer l'abcès sous-épidermique avec celui de la bourse muqueuse.

L'épiderme est enlevé avec des ciseaux. Cataplasmes émollients.

15 mars. Comme la plaie ne se cicatrisait pas, et que la cavité de la bourse muqueuse persistait, M. Broca fait pratiquer dans son intérieur des injections de teinture d'iode.

La malade sort guérie le 29 mars 1864.

Obs. XCII. — *Déviation latérale externe du gros orteil. — Inflammation et suppuration de la bourse muqueuse accidentelle pré-métatarsienne* (Clinique chirurgicale de la Pitié ; professeur Broca). — C... (Marie), âgée de 31 ans, femme de ménage, entre le 3 juin 1869, à l'hôpital de la Pitié, salle Saint-Augustin, n° 21. Cette malade offre une déviation latérale double du gros orteil, qu'elle attribue à l'usage prolongé de chaussures trop étroites. La difformité, surtout prononcée à droite, est peu accusée à gauche.

Le gros orteil droit, fortement porté en dehors, est caché en grande partie sous le second orteil qui, chassé de sa position normale, occupe un plan supérieur à tous les autres. Il forme à lui seul la couche dorsale : la couche

— 113 —

plantaire étant constituée par le premier, le troisième, le quatrième et le
cinquième orteils.

Il existe au niveau de l'articulation métatarso-phalangienne qui, d'ailleurs,
est très-proéminente en dedans, une tuméfaction notable, une sorte d'empâtement, au centre duquel se voit une petite ulcération de forme elliptique,
dont le fond est grisâtre et dont les bords irréguliers sont surmontés de débris
épidermiques accumulés. En pressant sur le pourtour de cette ulcération, on fait sourdre un pus séreux, peu abondant. Cette pression, du reste,
paraît très-douloureuse.

Lorsqu'avec un stylet on pénètre par l'orifice fistuleux, on constate qu'il
existe au-dessous des callosités une cavité aplatie, du diamètre d'une pièce
de 50 centimes. Nulle part l'exploration ne permet de découvrir un point
osseux dénudé. La bourse muqueuse est donc tout à fait indépendante de
l'articulation sous-jacente. Les mouvements de celle-ci sont d'ailleurs
faciles, indolents, et se produisent sans donner lieu à aucun craquement.

Cette femme fait remonter à sept ans l'apparition de l'oignon, aujourd'hui
enflammé. Mais elle ne peut donner aucune date exacte, sur le début de la
déviation du gros orteil.

L'oignon s'est enflammé pour la première fois, il y a trois ans. Depuis cette
époque, les accidents ont reparu d'une façon intermittente, à intervalles
plus ou moins éloignés. Ils étaient caractérisés par un gonflement considérable, accompagné de chaleur et de rougeur. Un petit abcès se formait et
s'ouvrait, tantôt par un seul orifice, tantôt par des orifices multiples. La
malade, alors, ne pouvait ni marcher, ni supporter l'empeigne du soulier,
dont elle était obligée le plus souvent d'enlever une rondelle au niveau de
l'articulation malade, pour soustraire les parties irritées à une compression
douloureuse.

C'est au retour d'accidents semblables qu'elle doit son entrée dans nos
salles. Quelques cataplasmes émollients, le repos absolu, pendant une hui-
taine de jours, ont suffi pour amener leur disparition.

Mais, la difformité persistant, il est évident qu'ils reparaîtront, dès que la
malade se fatiguera et reprendra son travail.

Obs. XCIII. — *Conformation vicieuse.* — *Bourse séreuse accidentelle au
côté interne de l'articulation métatarso-phalangienne du gros orteil droit. —
Inflammation de cette bourse.* (Padieu) (1). — Le 1er avril 1837, le nommé
Richer (Henri), âgé de 47 ans, journalier, est entré à l'hôpital de la Charité,
salle Sainte-Vierge. Cet homme est fort, très-musclé, d'un tempérament
sanguin. Toutes les parties du corps sont bien conformées, excepté les deux
premières articulations métatarso-phalangiennes, qui sont saillantes en
dedans, la droite beaucoup plus que la gauche. L'extrémité du gros orteil
est déjetée en dehors contre les autres doigts. Il y a bien longtemps que
cette conformation existe, et ce malade m'a dit qu'il se souvient en avoir
éprouvé des inconvénients, même dans son jeune âge.

(1) Des bourses séreuses sous-cutanées; Paris, 1839.

Sous la pression des chaussures, il se forma un durillon sur le côté interne de la saillie. Sa dureté et son épaisseur augmentèrent beaucoup; cependant il n'a jamais été coupé, mais souvent les chaussures ont été sacrifiées, et des trous ont été pratiqués dans le point correspondant.

Il y a trois mois environ, à la suite de travaux pénibles, les tissus placés autour du durillon du pied droit rougirent, s'enflammèrent, et un gonflement considérable se manifesta dans les parties environnantes. Cet homme garda le repos pendant quelques jours, puis il se décida à entrer à l'Hôtel-Dieu, vers la fin de février.

Il paraît qu'il s'était formé une petite collection purulente au-dessous du durillon ; une petite incision fut pratiquée, et la partie fut recouverte de cataplasmes pendant quelque temps.

Le 24 mars, cet homme se croyant guéri, sortit de l'Hôtel-Dieu ; il n'avait plus à l'orteil qu'une petite croûte moins grande qu'une lentille et sans inflammation.

Il voulut reprendre ses travaux ; mais, quatre mois après, il lui était revenu de la douleur, de la rougeur et du gonflement. La croûte tomba, la plaie s'aggrandit et suppura : c'est dans cet état qu'il est entré à la Charité le 1er avril.

Aujourd'hui, il existe une plaie de la grandeur d'une pièce de 50 cent., sur le côté interne de la première articulation métatarso-phalangienne. — Suppuration très-liquide. Le stylet, porté dans tous les sens sous la peau, qui est un peu décollée à la circonférence, ne fait pas découvrir la moindre altération des os. — Cataplasmes émollients.

6 avril. La rougeur et le gonflement ont disparu ; la plaie est réduite à peu de chose, mais elle n'est pas encore entièrement guérie.

Le malade sort de l'hôpital.

Obs. CXIV. — *Mauvaise conformation de l'articulation métatarso-phalangienne du gros orteil, sur le côté interne de laquelle existait un durillon. — Inflammation profonde, suppuration. — Guérison.* (Padieu) (1). — Le 1er février 1837, le nommé Théron, âgé de 47 ans, relieur, est entré à la Charité, salle Sainte-Vierge.

Fort, bien constitué, cet homme jouit habituellement d'une bonne santé générale, mais l'articulation métatarso-phalangienne du gros orteil gauche, saillante en dedans, lui a souvent causé des incommodités. Depuis plus de vingt ans, il porte sur le côté interne de cette articulation un durillon volumineux, qui n'a jamais été coupé.

Depuis longtemps, après les marches forcées, il y éprouvait des douleurs, et la peau rougissait et s'enflammait. Quelques jours de repos suffisaient pour faire tomber cette inflammation. Néanmoins ces irritations successives avaient laissé du gonflement dans la partie, lorsque le 2 février, après une marche beaucoup plus longue que d'habitude, cette partie se tuméfia et l'inflammation envahit les faces plantaires et dorsales de cette articulation. La suppuration

(1) *Loc. cit.*

commença au-dessous du durillon, et bientôt elle s'étendit du côté dorsal principalement, où M. Velpeau pratiqua une incision, puis une autre au côté interne. Il s'en écoula plus d'une cuillerée d'une matière séro-purulente. — Repos au lit, cataplasmes.

Les parties ne se dégorgent que fort peu et l'articulation resta masquée par un gonflement considérable. Les mouvements continuèrent à être douloureux, les plaies devinrent fistuleuses, fournissant une suppuration très-liquide, légèrement trouble ; le stylet arrivait sur des fongosités, qui ont semblé manifestement tenir à la maladie des ligaments articulaires, et bien qu'il n'indiquât point par son contact que les os participassent à l'affection, cette idée s'est présentée néanmoins à l'esprit de toutes les personnes qui ont vu ce malade.

On a même cru pendant un certain temps qu'il faudrait recourir à l'amputation du métatarsien.

Cependant au bout d'un mois, il survint peu à peu de l'amélioration ; le gonflement ainsi que les fongosités diminuèrent, la plaie de la face dorsale se cicatrisa, les mouvements furent plus faciles, moins douloureux ; mais la plaie fistuleuse, située sur le côté interne de l'articulation, persista. Ce qui fit toujours penser que la jointure elle-même était malade et qu'il faudrait probablement recourir un jour à l'amputation. Cet homme quitta donc l'hôpital, parce qu'il craignait qu'on insistât pour lui pratiquer cette opération.

N. B. Je l'ai revu le 15 juillet 1838. En sortant de la Charité il était resté quelque temps chez lui, puis ensuite était entré à l'hôpital Saint-Louis, où il prit une quantité de bains sulfureux. Il est parfaitement guéri. L'articulation du gros orteil, dont les mouvements sont faciles, n'est pas plus grosse que celle du côté opposé, et il n'en souffre plus. Il peut faire des marches assez longues, mais il a la précaution de ne pas se laisser serrer le pied par sa chaussure.

Les callosités qui recouvrent la surface de l'oignon, sont quelquefois si abondantes, le derme est souvent si épais à ce niveau que la perforation à travers la peau, par les seuls efforts de la nature, est rendue extrêmement difficile. C'est dans ces circonstances que l'on voit survenir des phlegmons diffus, dont la gravité peut faire craindre pour la vie du malade. Nous avons été, cette année, dans le service de M. Broca, témoin d'un fait de ce genre, et dont voici la longue observation :

Obs. CXV. — *Déviation latérale double du gros orteil. Inflammation et suppuration de la bourse muqueuse de l'oignon ; phlegmons diffus ; arthrite suppurée.* — L... (Eugène), âgé de 44 ans, employé de commerce, entre à l'hôpital de la Pitié le 27 avril 1869. Il est couché au n° 56 de la salle Saint-Louis.

Cet homme porte depuis un temps qu'il ne peut limiter exactement, une déviation latérale double du gros orteil, avec un oignon volumineux au niveau de l'articulation métatarso-phalangienne.

Ancien militaire, il a servi dix-huit ans en Afrique dans les zouaves. Il raconte qu'il a marché beaucoup et que des accidents inflammatoires se sont montrés fréquemment, du côté des oignons. Il était alors obligé de se reposer et de quitter momentanément son service. Les oignons, enflammés, étaient très-douloureux ; l'irritation continuelle y avait déterminé des callosités épidermiques, que le malade enlevait souvent avec un instrument tranchant, et sous lesquelles se trouvait presque toujours du pus.

Depuis quelque temps les accidents n'avaient plus reparu ; mais, il y a quinze jours, à la suite d'une marche pénible, il survient au pied droit, au niveau de l'articulation métatarso-phalangienne, un gonflement assez considérable, accompagné de chaleur, de rougeur et d'une douleur tellement vive que le malade fut obligé de mutiler sa chaussure, en arrivant au lieu de son travail.

Le lendemain, le pied gauche présenta les mêmes accidents, mais plus accusés et plus intenses. C'est alors qu'effrayé, L... se décide à entrer dans nos salles.

Le pied droit est le siége d'un phlegmon diffus, qui occupe son bord interne et sa face dorsale, et s'étend jusqu'à l'articulation tibio-tarsienne. Une longue et large incision, pratiquée sur le cou-de-pied, arrête les progrès de l'inflammation, et au bout de quelques jours, il ne reste plus qu'un peu d'empâtement douloureux au niveau de l'articulation métatarso-phalangienne, sur laquelle se voit un orifice arrondi. Cette ouverture donne issue à du pus, surtout lorsqu'on presse sur les parties voisines.

Le stylet, introduit par la petite plaie, pénètre dans une cavité aplatie, peu profonde, dont on peut mesurer l'étendue, et qui paraît avoir le diamètre d'une pièce de 2 francs. Cette exploration détermine une douleur assez vive et amène quelques gouttes de sang. On ne sent cependant aucune surface osseuse dénudée, et la cavité de la bourse muqueuse ne semble pas communiquer avec l'articulation métatarso-phalangienne, dont les mouvements sont d'ailleurs faciles et ne produisent aucune crépitation.

Le pied gauche est également le siége d'un phlegmon diffus, mais beaucoup plus étendu. La rougeur occupe toute la face dorsale du pied et dépasse, ainsi que l'empâtement, la moitié inférieure de la jambe. Il existe en outre des traînées rougeâtres le long de la face interne du mollet et de la cuisse. Les ganglions cruraux sont engorgés.

De plus, on voit au niveau de l'articulation métatarso-phalangienne une eschare assez étendue, d'un jaune noirâtre, dont les limites adhèrent encore aux tissus non mortifiés. Au bout de quelques jours, l'eschare, détachée en partie, est enlevée à l'aide de quelques coups de ciseaux.

Elle laisse voir une vaste plaie anfractueuse, dont le grand diamètre a 7 centimètres et le petit 5. Le fond de cette plaie est occupé par des lambeaux de tissu cellulaire sphacelé, que l'on retire facilement avec la pince à pansement.

Le tendon de l'extenseur propre du gros orteil est à nu; il a perdu son aspect brillant et nacré. M. Broca excise toute la portion de ce tendon, mise à découvert par la chute de l'eschare.

L'articulation métatarso-phalangienne est largement ouverte et pleine de pus; il n'y a plus de ligament latéral interne. Les surfaces articulaires sont à nu et privées de leurs cartilages diarthrodiaux. M. Broca songe à la résection des deux extrémités osseuses.

Quelques jours après l'entrée du malade, il se forma sur le dos du pied une nouvelle eschare, qui laissa voir, une fois détachée, une plaie à bords irréguliers, et dont le fond était rempli d'un détritus grisâtre.

Il y a en même temps un décollement considérable de la peau, mesurant dans tous les sens une étendue de 8 centimètres environ.

8 mai. Le phlegmon diffus s'est limité; l'angioleucite a disparu; l'engorgement ganglionnaire persiste encore; la rougeur inflammatoire ne se voit plus qu'au pourtour des plaies et à une assez faible distance. Des bourgeons charnus abondants sécrètent un pus de bonne nature; il existe cependant encore quelques fragments de tissu albuginé sphacelé, en voie d'élimination.

Peu à peu le décollement disparut; la plaie du dos du pied se cicatrisa la première; les bourgeons charnus recouvrirent l'articulation métatarso-phalangienne, dont on ne voyait plus les surfaces diarthrodiales, mais qui laissait encore percevoir des craquements, lorsqu'on lui imprimait quelques mouvements.

29 juillet. Le malade demande à aller à Vincennes. (Exeat.) Le gonflement a totalement disparu, mais il reste encore un petit orifice fistuleux, au côté interne de la jointure malade. Un stylet, introduit par cette ouverture, s'enfonce dans une étendue de 2 centimètres et demi environ, et pénètre dans un interstice étroit, limité par deux surfaces osseuses rugueuses, contre lesquelles il frotte.

En imprimant à l'articulation quelques mouvements, on perçoit encore, quoique difficilement, quelques craquements fugitifs.

Il n'y a plus aucune douleur.

Chez ce malade, la déviation latérale du gros orteil, qui est très-prononcée aux deux pieds, était caractérisée par une abduction considérable du gros orteil. Celui-ci passe au-dessus du second et va se mettre en contact avec le troisième, qui lui-même repose dans une sorte de gouttière, formée par le deuxième et le quatrième orteil.

Il y a donc, là aussi, deux couches d'orteils: l'une dorsale, constituée par le premier et le troisième, et l'autre plantaire, où se trouvent les autres.

A son retour de Vincennes, le malade fut repris des mêmes accidents et obligé de rentrer à l'hôpital. Une nouvelle eschare s'était formée au côté interne de l'articulation; celle-ci était baignée de pus.

La guérison ne semblait pas encore être prochaine

Il serait possible, dans la plupart des cas, de prévenir ces terribles accidents, si l'insouciance et la pusillanimité des malades n'étaient point parfois si grandes ; et le seul moyen d'arriver à cet heureux résultat est de donner au pus, accumulé dans la bourse enflammée, une issue facile et prompte. Dans de telles circonstances, toute hésitation serait blâmable, toute temporisation une faute ; il faudra donc ouvrir largement, dès qu'il y aura des motifs suffisants, pour croire à l'existence d'un abcès dans la bourse muqueuse de l'oignon.

Mais les malades redoutent l'instrument tranchant, et ne viennent demander conseil au chirurgien que lorsque les accidents ne peuvent plus être conjurés. Le pus s'est fait jour dans l'articulation métatarso-phalangienne, y a produit une arthrite aiguë et toutes les lésions qui caractérisent les tumeurs blanches ; les cartilages sont détruits, les os cariés, la synoviale injectée, fongueuse, etc. La suppuration devient intarissable, et la guérison longue et incertaine.

C'est dans de tels cas que Ledran (1), Dupuytren (2), Blandin (3), Velpeau (4), ont pratiqué soit l'amputation du gros orteil, soit la résection du premier métatarsien.

Mais, avant de recourir à ces moyens extrêmes, il est bon de chercher à obtenir l'ankylose par fusion des surfaces osseuses. On y arrivera par l'immobilité prolongée. Dans ce cas, dit Boyer (5), la nature, secondée convenablement par l'art, parvient à arrêter les progrès de la carie ; les portions d'os altérés s'exfolient, des bourgeons charnus se développent sur les surfaces articulaires, ceux d'une surface s'unissent à ceux de la surface opposée, et les os

(1) Observ. de chirurgie, t. II, 1731.
(2) Leçons orales.
(3) Soc. chir., 1857.
(4) *Loc. cit.*
(5) Traité des maladies chirurgicales, 1819.

contractent ainsi une adhérence intime, que les sels cal-
caires viennent ensuite cimenter.

L'immobilité prolongée peut être obtenue par différents
procédés. On se servira avec avantage des appareils en gutta-
percha, imaginés par M. le Dr U. Trélat, chirurgien de la
Pitié. La substance, ramollie dans un bain d'eau à 60°, est
ensuite appliquée et moulée sur la partie malade, dont elle
conserve exactement la forme, lorsqu'elle est refroidie. Ces
appareils, que nous avons employés pendant notre internat
à l'hôpital Saint-Louis, sont excellents. Ils sont commodes,
légers, et, tout en immobilisant suffisamment l'articulation
métatarso-phalangienne, ils permettent au malade de marcher quelque peu.

Cependant, dans certains cas, malgré ces précautions,
la maladie reste stationnaire et ne fait aucun progrès vers
la guérison. L'ankylose ne se produit pas, la suppuration
reste abondante, et la fistule par laquelle s'écoule le pus ne
se ferme pas. Il n'y a plus alors qu'à recourir à la résection du premier métatarsien.

Nous proscrivons l'amputation du gros orteil pour plusieurs raisons, même si l'on fait, à l'exemple de Dupuytren, l'ablation de la tête du métatarsien par une section
oblique pratiquée avec la pince de Liston.

Après l'amputation du gros orteil, en effet, l'extrémité
antérieure du métatarsien fait une saillie toujours considérable à la partie interne du pied. Il en résulte un angle,
qui rend fort difficile le recollement des lambeaux et la
cicatrisation par conséquent très-longue ; de plus, après la
guérison, les chaussures continueront à presser sur cette
tête proéminente, exposée à toutes les injures locales. De
là une irritation renouvelée sans cesse, des excoriations
incommodes, permanentes, qui pourront aller jusqu'à la
désorganisation des parties molles et même jusqu'à la carie
de l'os. Il faudrait donc recommencer une nouvelle opération

La résection du premier métatarsien avec conservation de l'orteil est loin d'avoir ces inconvénients. Entre les mains de M. Verneuil, chirurgien de l'hôpital Lariboisière, elle a donné les plus beaux résultats, dans un cas où l'os avait subi une altération causée par le voisinage d'un oignon qui s'était enflammé. Il est une seule chose à craindre après cette opération, c'est de voir l'orteil se dévier en dedans, par suite de la rétraction de la cicatrice, et s'opposer à ce que le malade puisse porter des chaussures.

Les faits suivants montrent que cette appréhension, quoique légitime, est au moins exagérée. Béraud a vu pratiquer par Blandin deux résections du premier métatarsien avec conservation de l'orteil, et toutes les deux ont été suivies des meilleurs résultats.

Obs. XCVI. — Il s'agit d'un homme, âgé de 22 ans, tisserand, faible, maigre, entré à l'Hôtel-Dieu, salle Saint-Paul, en octobre 1848, et atteint depuis deux ans d'une maladie au pied gauche.

Examen du malade. Tuméfaction considérable à la partie interne de ce pied. — Pertuis fistuleux au niveau de la tête métatarsienne. — L'Introduction d'un stylet permet de constater que les os sont dénudés et cariés. — Résection de la tête du métatarsien avec conservation de l'orteil. — Accidents : fusée purulente sur la face dorsale du pied ; érysipèle.

Exeat le 12 mars 1849. L'orteil est enfoncé d'environ 4 centimètres ; son extrémité unguéale est au-dessous de celle du second, à une distance de 2 centimètres et demi. Il n'y a aucun changement dans sa direction. — Pas de saillie en dedans. — Tous ses mouvements sont conservés. — L'emploi des chaussures et la progression ne déterminent aucune douleur.

Le même résultat fut obtenu dans un autre cas analogue, opéré également par Blandin.

En 1857, M. Broca a montré aussi à la Société de chirurgie un malade, qui avait subi la résection de la moitié antérieure du premier métatarsien, avec conservation du gros orteil. L'opération, qui avait été pratiquée par M. Huguier, à l'hôpital de la Charité, a été suivie d'un succès complet.

Parfois la pression des chaussures détermine un véritable oignon au point diamétralement opposé, où il se forme habituellement. Ces faits sont très-rares ; cependant nous avons pu en recueillir une observation, que nous devons à l'obligeance de notre collègue et ami, M. Flamain. La voici :

Obs. XCVII. — D… (Auguste), journalier, âgé de 59 ans, entre à l'hôpital de la Pitié, salle Saint-Gabriel, n° 24, service de M. Trélat. Il porte depuis longtemps, au pied droit, un oignon siégeant au côté externe de l'articulation métatarso-phalangienne du cinquième orteil.

Il y a trois semaines, cet oignon s'enflamma, devint douloureux et suppura. En même temps, le pied se tuméfia légèrement. Néanmoins, le malade a continué à se livrer à ses occupations jusqu'au jour de son entrée à l'hôpital.

Les orteils ne sont pas notablement déformés, leur direction naturelle est à peu près normale. Le pied droit est rouge et tuméfié; on trouve, sur le côté externe du métatarse, un épaississement très-grand de l'épiderme, au centre duquel se voit une petite ouverture, laissant écouler du pus. Le stylet, introduit par cet orifice fistuleux, trouve d'abord une première cavité circulaire de 1 centimètre de diamètre et située sous la peau. Plus profondément, il pénètre dans une autre cavité, au fond de laquelle on sent un petit séquestre mobile. Celui-ci est enlevé séance tenante avec une pince. — Repos absolu, cataplasmes, bain.

Les jours suivants, on détache l'épiderme mortifié, et l'on reconnaît la présence d'un nouveau séquestre plus petit que le premier, et qu'on enlève sur-le-champ.

L'amélioration survient rapidement, et le malade sort presque guéri le 14 avril. Il ne conserve plus qu'une petite fistule très-peu profonde n'aboutissant plus à l'os altéré, et qui ne tardera pas à se cicatriser complétement.

On peut rapprocher de la précédente observation celle qui suit et que nous avons recueillie à l'hôpital de la Pitié, dans le service du professeur Broca.

Obs. XCVIII. — *Conformation vicieuse des orteils ; inflammation et suppuration d'une bourse muqueuse probable, accidentellement développée sur l'extrémité postérieure du cinquième métatarsien.*

Lobier (Jean-Baptiste), âgé de 46 ans, cuisinier, est couché au n° 59 de la salle Saint-Louis. Chez ce malade, la difformité consiste dans la disposition suivante des orteils :

A droite, le gros orteil est incliné en dehors et placé sous le deuxième, qu'il soulève. Le cinquième orteil est fortement déjeté en dedans; il est situé sous le quatrième, qui le cache complétement du côté de la face dorsale. Les deux orteils extrêmes, refoulés en sens contraire, convergent vers l'axe du pied; ils sont très-rapprochés l'un de l'autre, mais la déviation du gros orteil n'est pas suffisante pour permettre le contact.

Quoi qu'il en soit, les orteils sont disposés sur deux plans: l'un, inférieur, formé par le premier et le cinquième; l'autre supérieur, constitué par les trois autres. Il y a, au niveau de chaque articulation métatarso-phalangienne du premier orteil, un oignon calleux, volumineux.

A gauche, l'extrémité postérieure du cinquième métatarsien est plus grosse que d'ordinaire; il existe en ce point une plaie ovalaire, fongueuse, saignant au moindre attouchement. Le malade raconte qu'il y a trois mois, à la suite d'une marche forcée, il lui est survenu à ce niveau une tuméfaction douloureuse, suivie d'un abcès, pour lequel il est entré à l'hôpital.

Une incision fut pratiquée et donna issue à un pus sanieux peu abondant. Depuis cette époque, la plaie qui en est résultée n'est pas encore cicatrisée, et rien n'indique qu'elle marche vers la guérison. Il n'y a pas d'altération du tissu osseux

La pression du gros orteil sur les autres doigts peut-elle être assez forte pour déterminer leur sphacèle? Nous ne le pensons pas. Malgaigne, il est vrai, a rapporté deux exemples où cette complication aurait eu lieu. Nous avons lu avec la plus grande attention les observations publiées par cet auteur, dans la *Revue médico-chirurgicale* de 1852, et nous demeurons convaincu que la gangrène est survenue sous l'influence d'une autre cause que la compression de l'orteil dévié sur les orteils voisins.

Art. VII. — *Traitement.*

Puisque la déviation latérale externe du gros orteil peut avoir des résultats aussi fâcheux, il est donc de la plus grande importance de la prévenir, ou de l'arrêter dans son développement, s'il est possible. Pour cela, il faut la traiter dès le principe, et, pour ainsi dire, avant qu'elle se forme. On conseillera donc au malade de porter des chaussures larges, carrées du bout, dès qu'on s'apercevra d'un changement dans la direction de l'orteil. Si la difformité est récente, s'il n'y a pas encore de déformations articulaires, le doigt reprendra bientôt sa forme et sa direction naturelles. Mais généralement les malades se soucient fort peu de l'état de leurs orteils, lorsque la douleur ne les force pas à y fixer leur attention ; ils continuent à vaquer à leurs travaux, à marcher beaucoup et à porter des chaussures étroites. Si alors des accidents éclatent et s'ils veulent opposer à leur infirmité un traitement curatif, ils éprouvent les plus grandes difficultés. Le repos, les manipulations ne suffisent plus, l'orthopédie même devient impuissante.

Cependant, si le sujet est jeune, la rectification des surfaces articulaires peut être encore obtenue assez facilement, pourvu toutefois que le malade se soumette volontiers à un traitement toujours très-long. On devra continuer les manipulations et les répéter plusieurs fois par jour. Dans l'intervalle, l'orteil dévié sera maintenu dans sa direction normale à l'aide d'un appareil orthopédique quelconque.

Le brodequin de Mellet, dont nous avons déjà parlé, peut rendre de grands services, mais il est d'un prix élevé.

On pourrait, à la rigueur, le remplacer en fixant le gros orteil contre le second, qui lui servirait d'attelle, ou en conseillant au malade de porter des chaussures, dans lesquelles il y aurait une loge spéciale pour l'orteil dévié.

M. Broca se sert d'une semelle de cuir, à l'extrémité de laquelle est fixé un ressort, formé de deux lames métalliques disposées en V. Ce ressort est destiné à être engagé entre le premier et le deuxième orteil.

L'élasticité et la résistance des lames, qui tendent sans cesse à diverger, luttent avec efficacité contre le rapprochement des doigts et l'inclinaison du gros orteil en dehors.

Un autre appareil, construit par M. Mathieu, peut aussi être employé avec avantage. Il se compose de deux attelles droites, rembourrées et articulées par une de leurs extrémités. L'attelle antérieure, qui porte un anneau, est appliquée en dedans du gros orteil, la postérieure sur le bord interne du pied, en dedans du premier métatarsien. Leur articulation répond à l'articulation métatarso - phalangienne, qu'elle est destinée à suppléer.

On fixe le gros orteil sur l'attelle antérieure soit à l'aide d'une bande, soit en l'engageant dans l'anneau qu'elle présente.

INDEX BIBLIOGRAPHIQUE

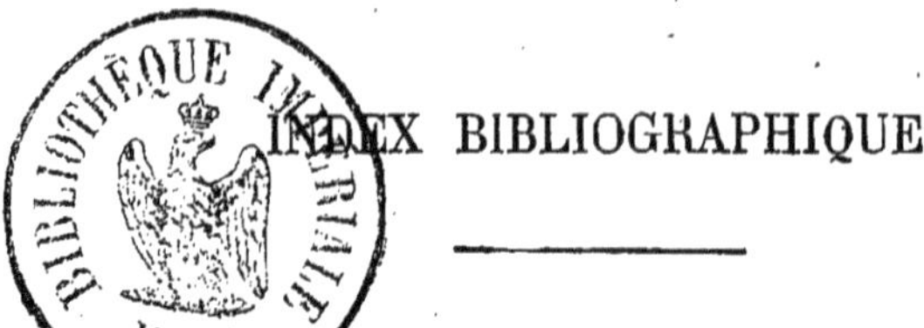

Adelon. — Article Monstruosités, Dict. en 30 vol.

Ancel. — Des ongles ; Thèse de Paris, 1868.

Archives de médecine. — Ménière, t. I, 1re série. — Bouvier, t. I, 3e série.

Bartholin. — Transactions de Copenhague.

Béchet. — Essai sur les monstres humains ; Thèse de Paris, 1829.

Bérard. — Article Main, Dict. en 30 vol.

Bible. — Livre des Rois, liv. iii, chap. 25.

Blandin. — Anatomie topographique, 1834.

Bonnet. — Traité des sections tendineuses, 1841.

Boyer. — Traité des maladies chirurgicales, 1814.

Brodie. — Traité des maladies des articulations, traduit par L. Marchand ; Paris, 1819.

Camper. — Dissertation sur la meilleure forme des souliers, traduit du hollandais par Jansen, 1791.

Chaussier. — Article Monstruosités. Dict. des sciences médicales.

Comptes-rendus de la Société de biologie, année 1850.

Cruveilhier. — Anatomie pathologique.

Debout. — Bulletin général de thérapeutique, 1863. Vices de conformation des membres.

Decès. — Restauration des cicatrices vicieuses.

Delpech. — Précis des maladies chirurgicales.

Dictionnaire des sciences médicales en 30 vol.

Duchenne. — Électrisation localisée.

Du Courai. — Journal des savants, 1696.

Dupuytren. — Leçons orales, 1839.

Fabrice d'Aquapendente. — Oribase, édition Daremberg.

Fort. — Des difformités des doigts ; Thèse de concours, 1869.

Gazette hebdomadaire, 1866.

Gazette des hôpitaux. — Grandclément, 1861. — Bauzon, 1865.

Gazette médicale. — Voisin, 1852. — Bérigny, 1863.

Is. Geoffroy Saint-Hilaire. — Histoire générale et particulière de l'organisation.

Gerdy. — Anatomie des formes extérieures du corps humain, 1829.

Guersant. — Notice sur la chirurgie des enfants, 1864-67.

Holmes. — Thérapeutique des maladies chirurgicales, traduit par O. Larcher.

Larcher. — Études physiologiques et médicales de quelques lois de l'organisme.

Laforest. — Art de soigner les pieds, 1782.

Ledran. — Observations de chirurgie, 1731.

Lucas. — Hérédité.

Malgaigne. — Leçons d'orthopédie, 1862.

Maupertuis. — Œuvres, 11ᵉ édition.

Medical Times and Gazette. — Ashton, 1852. — Rœberg, 1861. — Carlisle, 1862.

Mellet. — Manuel pratique d'orthopédie, 1844.

Mémoires de l'Académie royale de médecine.

Mémoires de l'Académie des sciences. — Winslow, 1729. — Godeheu, 1751. — Morand, 1770.

Moniteur des hôpitaux. — Denucé, 1853. — Michon, 1859.

Montgomery. — Signs and symptoms of Pregnancy.

Morand. — Mémoires de l'Académie des sciences, 1743.

Otto. — Monstrorum anatom.; Breslau, 1841.

Padieu. — Des bourses séreuses sous-cutanées; Paris, 1839.

Panas. — Des cicatrices vicieuses; Thèse de concours, 1863.

Platerus. — Felicis Plateri observationes.

Revue médico-chirurgicale. — Malgaigne, 1852.

Rousselot. — Toilette des pieds, 1769.

Rueff. — De conceptu et generatione hominis.

Saviard. — Observations de chirurgie.

Société anatomique. — Morel-Lavallée, 1833. — Moreau, 1847. — Pigné, 1847. — Marmy, 1848. — Broca, 1848-49-50-52. — Blin, 1852.

Société de biologie. — Gaillard, 1859. — Legendre, 1865.

Société de chirurgie. — Brierre de Boismont, 1852. — A. Richard, 1852. — Béraud, 1857. — Guersant, 1857. — Chassaignac, 1858. — Houel, 1860. — Depaul, 1860. — Broca, 1860. — A. Hammer, 1860. — Denonvilliers, 1861. — Guyon, 1861. — Verneuil, 1865. — Hervez de Chégoin, 1865.

The Lancet. — Thompson, 1861.

Union médicale. — Fano, 1855.

Valleriola. — Observationes med., lib. iv.

Velpeau. — Médecine opératoire.

Voight. — Dictionnaire de chirurgie.

TABLE DES MATIÈRES

SECONDE PARTIE

A. Parent, imprimeur de la Faculté de Médecine, rue M^r-le-Prince, 31.

LEFRANÇOIS, libraire,

9 ET 10, RUE CASIMIR-DELAVIGNE (PLACE DE L'ODÉON)

ATTIMONT. — Considérations sur les résultats de la Paracentèse dans la pleurésie purulente. 1 vol. in-8, 1869. 2 fr. 50

BEZARD. — Recherches sur l'Emphysème traumatique consécutif aux fractures des côtes. 1 vol. in-8, 1868. 2 fr. 50.

BERNARD (Cl.) et HUETTE. — Atlas de médecine opératoire et d'anatomie chirurgicale. 1 vol. de 113 planches. 1866, relié figures noires. 20 fr.
— Le même, figures coloriées. 40 fr.

BOUCHARD. — Des fractures de la rotule, compliquées d'ouverture de l'articulation tibio-fémorale et de leur traitement. 1868. In-8° de 92 pages, 1868. 2 fr. 50

BRIGHT. — Des tumeurs situées à la base du cerveau et des maladies organiques de l'encéphale, traduit par le Dr HILLAIRET, brochure in-8 de 32 pages. 1861. 50 c.

BURGGRAEVE, professeur à l'Université de Gand. **— Chirurgie théorique et pratique,** comprenant la pathologie chirurgicale générale, descriptive, topographique, les pansements et les opérations, la clinique chirurgicale avec des tableaux synoptiques, l'histoire des maladies. 1 vol. grand in-8° de 502 pages, le portrait de l'auteur, et 8 planches gravées. 1860. 5 fr.

— Les appareils ouatés, ou nouveau système de déligation pour les fractures, les entorses, les luxations, les contusions, les arthropathies, etc. 1 vol. in-folio, comprenant 20 planches gravées et un splendide portrait de l'auteur. Au lieu de 150 fr., net. 35 fr.

BUREAUD-RIOFREY. — Du Choléra; moyens préservatifs et curatifs, nouvelle édition. 1865. 1 vol. grand in-18. 1 fr. 50

CAVASSE. — De la Pneumonie interstitielle du sommet des poumons chez les vieillards. In-8, avec planches. 1868. 1 fr. 50

CASSOULET. — De la paralysie du nerf moteur oculaire commun. 1 vol. in-8 de 128 pages. 1869. 2 fr. 50

COLAS. — De la Contracture essentielle des extrémités, et de ses rapports avec le rhumatisme. In-8, de 127 pages. 1868. 3 fr.

CHEVILLION. — Étude générale sur la Dégénérescence, dite amyloïde. 1 vol. in-8. 1868. 2 fr. 60

COSTE. — Manuel de Dissection, ou éléments d'anatomie générale, descriptive et topographique, Paris, in-8, de 700 pages. 1 fr. 25

COTARD. — Étude sur l'Atrophie partielle du Cerveau. 1 vol. in-8, de 105 pages et deux belles planches lithographiées, 1868. 8 fr.

COUSIN (A.). — Traitement des maladies de l'oreille. Exploration organique et fonctionnelle de l'appareil de l'ouïe. 1 vol. cartonné in-12 de 212 pages, avec figures dans le texte. 1870. 3 fr. 50

COLLONGUES. — Traité de Dynamoscopie, ou appréciations de la nature et de la gravité des maladies par l'auscultation des doigts. 1 vol. grand in-8 de XVI-375 pages. 1 fr. 25

DE LIGNEROLLES. — Recherches sur la région de l'Ombilic et les fistules ombilicales. 1 vol. in-8 de 112 pages. 1869. 2 fr. 50

DEVAL. — Professeur de clinique ophthalmologique, membre des Académies de médecine de Madrid, de Naples, de Marseille, de Poitiers, etc., etc. **Traité théorique et pratique des maladies des yeux,** avec 44 figures dans le texte, et 12 planches dont 6 coloriées représentant les principales altérations constatables à l'ophthalmoscope, l'échelle d'E. Jæger, destinée à l'épreuve de la vue. 1 beau vol. grand in-8° de 1056 pages. 12 fr.

FONTAINE. — Étude sur les Injections utérines après l'accouchement. 1 vol. in-8, 1869. 2 fr. 50

GADAUD. — Étude sur le nystagmus, 1 vol. in-8 de 158 pages. 1869. 3 fr.

HALLEZ. — Des localisations rhumatismales qui peuvent précéder la localisation articulaire aiguë. In-8, 1869. 2 fr. 50

www.ingramcontent.com/pod-product-compliance
Ingram Content Group UK Ltd.
Pitfield, Milton Keynes, MK11 3LW, UK
UKHW022047070726
13613UKWH00002B/712